FORÇAS DE CARÁTER

FORÇAS DE CARÁTER

CHAVES PARA A PSICOLOGIA POSITIVA

Eduarda Rezende Freitas
Altemir José Gonçalves Barbosa

Artesã

Forças de Caráter - Chaves para a Psicologia Positiva

1ª Edição - 1ª Reimpressão novembro 2025

DIRETOR
Alcebino Santana

DIREÇÃO DE ARTE
Tiago Rabello

REVISÃO
Diego Franco Gonçalves

CAPA
Artesã Editora

DIAGRAMAÇÃO
Luís Otávio Ferreira

F866 Freitas, Eduarda Rezende.
Forças de caráter : chaves para a psicologia positiva / Eduarda Rezende Freitas ; Altemir José Gonçalves Barbosa. – Belo Horizonte : Artesã, 2021.
176 p. ; 21 cm.
ISBN: 978-65-86140-73-6

1. Psicologia positiva. 2. Personalidade. 3. Bem-estar subjetivo. I. Barbosa, Altemir José Gonçalves. II. Título.

CDU 159.9.018

Catalogação: Aline M. Sima CRB-6/2645

IMPRESSO NO BRASIL
Printed in Brazil

(31)2511-2040 (31)99403-2227
www.artesaeditora.com.br
Rua Rio Pomba 455, Carlos Prates - Cep: 30720-290 | Belo Horizonte - MG
/artesaeditora

"It is through character strengths that connect us to others (...) that many of us find satisfaction and meaning in life." (Peterson, 2013)

9 **PREFÁCIO**

15 **CAPÍTULO 1 — INTRODUÇÃO**

19 **CAPÍTULO 2 — PRECURSORES DA PSICOLOGIA POSITIVA**

25 **CAPÍTULO 3 — BREVE HISTÓRICO: UM "MANUAL DE SANIDADES"**

37 **CAPÍTULO 4 — CARÁTER: VIRTUDES, FORÇAS DE CARÁTER E TEMAS SITUACIONAIS**

49 **CAPÍTULO 5 — FORÇAS DE CARÁTER E OS *BIG FIVE***

55 **CAPÍTULO 6 — FORÇAS DE CARÁTER: MEDIDAS E RESULTADOS DE PESQUISAS**

59 *6.1.* *VALUES IN ACTION INVENTORY OF STRENGTHS* (VIA-IS)

66 *6.2.* *VALUES IN ACTION RISING TO THE OCCASION INVENTORY* (VIA-RTO)

67 *6.3.* *VALUES IN ACTION INVENTORY OF STRENGTHS FOR YOUTH* (VIA-YOUTH)

70 *6.4.* *VALUES IN ACTION* (VIA) *STRUCTURED INTERVIEW*

71 6.5. ESCALA DE FORÇAS DE CARÁTER (EFC)

75 **CAPÍTULO 7 — FORÇAS DE CARÁTER: INTERVENÇÕES E CONTEXTOS**

83 **CAPÍTULO 8 — CONSIDERAÇÕES FINAIS**

87 **REFERÊNCIAS**

103 **APÊNDICES**

105 APÊNDICE A — CORAGEM

115 APÊNDICE B — HUMANIDADE

123 APÊNDICE C — JUSTIÇA

132 APÊNDICE D — SABEDORIA E CONHECIMENTO

145 APÊNDICE E — TRANSCENDÊNCIA

158 APÊNDICE F — TEMPERANÇA

169 **SOBRE OS AUTORES**

PREFÁCIO

Recebi com alegria o convite para elaborar o prefácio da obra Forças de Caráter - Chaves para a Psicologia Positiva, tema que me é tão caro, elaborada por Eduarda Rezende Freitas e Altemir José Gonçalves Barbosa. Ela é doutora e docente da Universidade Católica de Brasília (UCB) e ele, também doutor, integra o quadro de docentes da Universidade Federal de Juiz de Fora (UFJF). Foi o Prof. Altemir quem me apresentou a temática, alguns bons anos atrás, de modo que estabelecemos uma parceria. Juntos elaboramos uma escala de avaliação e vimos publicando outros materiais.

Acredito que construir um prefácio é uma comprovação da confiança que se tem naquele que anunciará, por meio da sua leitura pessoal, o que será encontrado no decorrer das páginas. Portanto, receber o convite me deixa honrada e registro aqui meu agradecimento aos autores.

Altemir Barbosa e Eduarda Freitas trabalham juntos desde 2008, em uma profícua parceria que se estende por mais de uma década. Ela é sua filha acadêmica e por ele foi orientada na Iniciação Científica, no Mestrado e no Doutorado, pelo Programa de Pós-graduação Stricto Sensu em Psicologia da UFJF, configurando-se uma longa caminhada, cujas produções resultantes estão presentes nos currículos Lattes dos pesquisadores, e se concretiza especialmente pelo presente livro.

A importância da obra se dá por várias razões. Não há, ainda, em português, material que equivalha ao *Character Strengths and Virtues: a Handbook and Classification* de autoria de Peterson e Seligman (2004), por eles definido provocativamente como "Manual de Sanidades". Embora produções sobre o tema constem de teses e dissertações, artigos e capítulos, um livro, um produto brasileiro, inteiramente dedicado aos conceitos de forças de caráter, ainda não é encontrado. Ao lado disso, é ímpar que livros de fácil consulta sejam disponibilizados aos psicólogos e outros entusiastas da Psicologia Positiva com o objetivo de proporcionar aprimoramento teórico e técnico. Acredita-se, dessa forma, que ações profissionais pautadas em ciência serão encontradas com maior frequência, o que é desejável para as pessoas e para o mundo.

Oito capítulos compõem o livro. Em uma breve introdução são anunciados os objetivos, comentados os três pilares da Psicologia Positiva e a publicação do *Character Strengths and Virtues: a Handbook and Classification*, como importante referência para o tema aqui debatido (Capítulo 1). Os precursores da Psicologia Positiva são arrolados a seguir (Capítulo 2). De modo claro e objetivo são apresentadas as principais fontes, como por exemplo, a tradição filosófica, até as correntes psicológicas mais amplamente conhecidas, como o Humanismo.

O Capítulo 3 versa sobre um breve histórico acerca do "Manual de Sanidades". A este respeito, convém pontuar que Peterson e Seligman (2004) fizeram uma importante crítica à ênfase dada às psicopatologias na evolução da Psicologia enquanto ciência. Mais especialmente, eles alertam pesquisadores e psicólogos sobre a necessidade de avanço da compreensão das fortalezas dos indivíduos e de como elas podem auxiliar na remediação e na prevenção.

"Caráter: Virtudes, Forças de Caráter e Temas situacionais" é o título do capítulo 4, no qual as forças são conceituadas. Os autores utilizam, para tanto, várias referências que se dedicaram ao tema. As definições de cada força, as virtudes a elas relacionadas e as diferentes terminologias são problematizadas. Na sequência (Capítulo 5) estão as relações entre forças de caráter e os Big Five, modelo dos cinco grandes fatores da personalidade, ambos os conceitos (forças e fatores) compreendidos como traços de personalidade.

Já o sexto capítulo se dedica à apresentação dos instrumentos de avaliação das forças de caráter. Quatro instrumentos construídos pelo grupo de pesquisadores do VIA *Institute on Character*, a saber, *Values in Action Inventory of Strengths* (VIA-IS), *Values in Action Rising to the Occasion Inventory* (VIA-RTO), *Values in Action Inventory of Strengths for Youth* (VIA-Youth) e *Values in Action* (VIA) *Structured Interview*, são detalhadamente mencionados, sendo acompanhados dos resultados das pesquisas desenvolvidas nos vários países. O instrumento construído no Brasil, Escala de Forças de Caráter, subsidiado teoricamente pela mesma classificação VIA, também é mencionado.

Os dois capítulos seguintes (Capítulos 7 e 8) abordam, respectivamente, as intervenções em Psicologia Positiva, com foco nas forças de caráter, e as Considerações Finais dos autores. Por fim, são apresentadas as referências citadas no livro e o Apêndice. Quanto ao último, convém destacar que é uma seção bastante inovadora. Os autores fizeram uma ampla revisão de literatura e a organizaram em razão dos seguintes elementos: Lema, Definição, Essência, Dimensões, Maiores correlações, Exercícios e intervenções, Destaques de pesquisa, Temas situacionais e Afirmações com as quais pessoas que têm a força se identificam para cada uma das 24 forças de caráter.

Indiscutivelmente, a leitura é recomendada. A presente obra, certamente, entrará para o rol das grandes contribuições sobre forças de caráter. Pessoas que se interessem pelo tema serão beneficiadas pelas contribuições dos autores. O livro tem uma linguagem de fácil compreensão e sua organização é simples. No entanto, é requerido algum conhecimento de base, razão pela qual é mais indicado a estudantes de graduação e pós-graduação e profissionais. Sugiro que seja lido, e mais, que seja estudado. Desejo a todos que aproveitem.

ANA PAULA PORTO NORONHA
(Universidade São Francisco)

CAPÍTULO 1 — **INTRODUÇÃO**

A Psicologia Positiva é um movimento que ganha visibilidade no fim do século XX quando Martin Seligman assume a presidência da APA (Associação Psicológica Americana) e intitula seu discurso de posse com a alcunha "Construindo a força humana: a missão esquecida da psicologia" (Seligman, 1998). Seligman e colaboradores (p. ex., Csikszentmihalyi e Peterson) propõem mudanças no foco da Psicologia, do negativo para o positivo, da doença mental para a saúde mental e das dificuldades para as forças (Peterson & Seligman, 2004; Seligman, 1999; Seligman & Csikszentmihalyi, 2000). Três pilares sustentariam essa alteração de rumos: as experiências subjetivas positivas (p. ex., bem-estar e satisfação), os traços individuais positivos (p. ex., habilidades interpessoais e talentos) e as instituições positivas (p. ex., família e escola) (Seligman & Csikszentmihalyi, 2000). As forças de caráter também constituem outro exemplo de traços individuais positivos. Elas contribuem para o florescimento humano, para o alcance de uma vida engajada, com sentido e satisfação (Park, 2009) e para um desenvolvimento ótimo e próspero ao longo da vida (Seligman, Steen, Park, & Peterson, 2005).

Apesar de o conceito força de caráter ser central na Psicologia Positiva e de ter sido alçado a essa condição há quase duas décadas, trata-se de um construto pouco conhecido no Brasil, onde muitos psicólogos ignoram a classificação proposta por Peterson e Seligman (2004) na obra *Character Strengths and Virtues: a Handbook and Classification*, que não foi traduzida até o momento para a língua portuguesa. Outros até possuem conhecimento da classificação, mais especificamente das 24 forças e sua distribuição em seis virtudes, porém desconhecem, por exemplo, o processo pelo qual foram concebidas, os critérios utilizados para classificação, as diferenças entre forças e virtudes, os instrumentos desenvolvidos para medi-las, as possibilidades de promoção etc. Sendo assim, este livro almeja fornecer uma linha de base para a compreensão das forças de caráter. Evidentemente, teve como fundamento principal a obra citada, mas também apresenta pesquisas e reflexões contemporâneas.

É preciso destacar que, no Apêndice deste livro, são descritas as 24 forças de caráter organizadas em seis virtudes, como proposto por Peterson e Seligman (2004). A apresentação de cada força segue uma estrutura básica de tópicos: lema, definição, dimensões, maiores correlações, exercícios e intervenções, destaques de pesquisas, temas situacionais e afirmações com as quais pessoas que têm uma força específica se identificam. Os textos têm como base principal as obras de Niemiec (2017), Peterson e Seligman (2004) e o site oficial do VIA (https://www.viacharacter.org/), mas outros autores também foram consultados.

CAPÍTULO 2 — PRECURSORES DA PSICOLOGIA POSITIVA

Apesar de inovar por estabelecer uma linguagem comum que descreve o que há de melhor nos seres humanos, isto é, uma linguagem sobre o caráter presente em diversas culturas (Niemiec, 2017), por operacionalizar e desenvolver medidas de construtos positivos, a classificação *Values in Action* (VIA) se baseia em uma longa tradição filosófica preocupada com a moralidade, explicada em termos de virtudes (Peterson & Seligman, 2004). Esse longo percurso de busca pela compreensão de forças e virtudes pode ser vislumbrado em, por exemplo, Martins (2013), que analisa uma força específica – Bondade –, e Titus (2012), que reflete sobre as virtudes e a Psicologia.

Peterson e Seligman (2004) esclarecem que os primeiros filósofos gregos já questionavam "O que haveria de bom nas pessoas?", levando-os a examinar o caráter e, em particular, as virtudes. Sócrates, Platão, Aristóteles, Agostinho, Tomás de Aquino e outros filósofos enumeraram tais virtudes, considerando-as como traços de caráter que tornam alguém uma boa pessoa. A filosofia moral mudou com a crescente influência do Cristianismo, que tomava Deus como o doador de leis pelas quais se deve viver. Por conseguinte, a questão norteadora foi alterada para "Quais seriam as coisas certas a se fazer?". Tem-se, desse modo, uma conduta correta em contraposição às virtudes. Estas, na Filosofia, assemelham-se ao que é denominado pela Psicologia Positiva de forças de caráter.

Para Martins (2013), o pensamento clássico, como o aristotélico e o platônico, enfatizava a racionalidade das virtudes, sendo essas adquiridas por meio do conhecimento e da razão. Assim, para a vivência da virtude bondade, por exemplo, eram requeridas do indivíduo vontade, escolha e ação. Diferentemente, a tradição cristã enfatizava nos atos éticos o elo amoroso entre Deus e os seres humanos e entre eles próprios (Martins, 2013). Segundo Titus (2012), de acordo com Tomás de Aquino seriam a razão humana e a lei ou a graça divina as direções para a disposição para as virtudes. Na visão do autor, a teoria da virtude de Aquino merece atenção por sua capacidade de interrelacionar os domínios desenvolvimentais e normativos, além de manter um diálogo entre fé e práticas religiosas (Teologia), razão e práticas sapienciais (Filosofia), e observações mensuráveis e aplicações terapêuticas (Ciências Humanas, como Psicologia) (Titus, 2012).

Nas últimas décadas, especialmente a partir do final dos anos 1950, tem se constatado, na Filosofia, um apelo para o retorno das discussões sobre as virtudes éticas (ou morais) (Peterson & Seligman, 2004). Morales-Sánchez e Cabello-Medina (2015) afirmam que a virtude ética se interessa mais pelos traços de caráter relacionados ao florescimento do ser humano do que pelo estabelecimento de princípios ou regras universais para o comportamento moral das pessoas. Desse modo, os indivíduos são considerados seres dotados de capacidade, de razão, para tomar decisões baseadas na melhor alternativa para cada situação, aprimorando, assim, sua tomada de decisões éticas (Morales-Sánchez & Cabello-Medina, 2015). Nesse sentido, uma "pessoa de virtudes" é aquela que sabe escolher e tem as melhores atitudes na condução da sua vida (Martins, 2013).

Na Psicologia, o interesse científico pelo lado positivo da experiência humana e, especificamente, pelo caráter – o que significa e como pode ser cultivado – também não é uma novidade (Froh, 2004; Gaspar, Ramos, Ramos, & Monte, 2015; McCullough & Snyder, 2000). No entanto, algumas razões contribuíram para que as investigações nessa área tenham avançado relativamente pouco ao longo da história (Peterson & Seligman, 2004). Dentre elas, destaca-se a atitude de Allport, principal teórico da Psicologia da Personalidade dos Estados Unidos no século XX, de banir explicitamente o termo caráter do discurso acadêmico sobre personalidade (Lima & Abigail, 2011; Nicholson, 1998), considerando-o um tema da Filosofia e não da Psicologia. De acordo com o teórico, os traços, enquanto entidade objetivas – "estruturas neuropsíquicas" –, poderiam ser objeto de estudo da Psicologia; já o caráter, imbuído de significado moral e valor inerente, não (Peterson & Seligman, 2004). Esse posicionamento de Allport refletia o momento histórico da ciência naquela época, sob forte influência do positivismo.

Embora o caráter e outros construtos positivos não tenham sido um dos principais focos de investigação da Psicologia por décadas, diferentes pensadores e tradições psicológicas contribuíram, ainda que indiretamente, para o avanço do tema (Peterson & Seligman, 2004). Merecem destaque os trabalhos de: Abraham Maslow, teórico que, já em 1954, escreveu um capítulo intitulado *Toward a Positive Psychology*, explanando a respeito da abordagem limitada, focada no negativo, da Psicologia, que desconsiderava as potencialidades, virtudes e aspirações do ser humano (Froh, 2004; Gaspar et al., 2015; Maslow, 1954); Dewey – contemporâneo de Allport –, que argumentava que o caráter e a virtude deveriam ser objetos de estudo da Psicologia, já que os métodos empíricos da ciência psicológica poderiam fomentar discussões importantes com a Filosofia; e Carl Rogers (1954), que ressaltava a necessidade de uma teoria da criatividade – a natureza do ato criativo, as condições sob as quais ele ocorre e a maneira pela qual ele pode ser construtivamente estimulado. Esses e outros autores aliados à tradição da Psicologia Humanista criaram um ambiente propício para o florescimento da Psicologia Positiva científica contemporânea e para a proposição da classificação VIA.

A Psicologia Humanista, que surgiu na década de 1950, já enfatizava aspectos positivos do desenvolvimento humano. Entretanto, devido a uma série de fatores, como uma tendência científica em estudar fatores que afligem a humanidade (Paludo & Koller, 2007) e a falta de uma base empírica sobre seus pressupostos (Seligman & Csikszentmihalyi, 2000), após cerca de 30 anos, o Humanismo foi se enfraquecendo (Hernandez, 2003). Apesar das divergências existentes a respeito de quem teria proposto o conceito psicologia positiva (alguns psicólogos humanistas reivindicam que foram Rogers e Maslow há 40 anos), aproximações teóricas e conceituais entre esses dois movimentos têm sido propostas (Hernandez, 2003) aliadas à busca por evidências empíricas, reforçada pela Psicologia Positiva.

CAPÍTULO 3 —

BREVE HISTÓRICO: UM "MANUAL DE SANIDADES"

O fato de a Psicologia ter se voltado principalmente para estudos a respeito de transtornos mentais, sintomas e emoções negativas, faz com que, atualmente, seja possível descrever, predizer e tratar de forma eficiente e eficaz muitas patologias e aspectos disfuncionais (Seligman, 2007). Os manuais de classificação diagnóstica, como o Manual Diagnóstico e Estatístico de Transtornos Mentais (DSM) da *American Psychiatric Association* (2014) e a Classificação Internacional de Doenças (CID) da Organização Mundial da Saúde (1990) constituem exemplos desse processo e são amplamente aceitos. Porém, comparativamente, pouco se sabe a respeito do que está bem e do que há de bom nas pessoas. Não havia nada semelhante ao DSM ou à CID para uma "boa vida". Quando psiquiatras e psicólogos falam sobre saúde mental e bem-estar, eles se referem a pouco mais do que a ausência de doenças e emoções negativas (Peterson & Seligman, 2004).

Evidentemente, esse caminho em direção à compreensão e à cura de doenças, que a Psicologia foi percorrendo sobretudo a partir da Segunda Guerra Mundial (Seligman & Csikszentmihalyi, 2000), não impediu, como destacado anteriormente, a produção de conhecimento sobre aspectos positivos e sua aplicação em práticas profissionais. Além dos exemplos já mencionados, podem ser citadas as pesquisas sobre satisfação marital e superdotação (Terman, Buttenwieser, Ferguson, Johnson, & Wilson, 1938), realizadas na década de 1930; a área de aconselhamento psicológico, que tem como compromisso enraizado desde seus primórdios a valorização dos aspectos positivos (Lopez et al., 2006), e a análise funcional, um método de análise de contingências, adotado em enfoques comportamentais que, desde a origem, leva em consideração não só os déficits comportamentais dos clientes, como também as características positivas, acertos e comportamentos adequados (Baptista & Baptista, 2012).

Todavia, era notável a lacuna conceitual e empírica sobre aspectos positivos dos seres humanos. Cientes disso e seguindo o exemplo dos manuais psiquiátricos DSM e CID, Peterson e Seligman (2004) elaboraram o *Character Strengths and Virtues: a Handbook and Classification*, que se propõe a ser um "Manual de Sanidades", isto é, concentra-se no que há de bom nas pessoas, especificamente em suas forças de caráter, traços positivos de personalidade que tornam uma boa vida possível e dão base para um desenvolvimento ótimo e próspero ao longo da vida (Park & Peterson, 2009; Peterson & Seligman, 2004). Para Peterson e Seligman (2004), a diferença crucial entre, por um lado, o DSM e a CID e, por outro lado, o manual que desenvolveram, está na preocupação que guiou o desenvolvimento do último: a saúde psicológica e não a doença.

Para o desenvolvimento desse novo "manual", conhecido como VIA, Peterson e Seligman (2004) basearam-se, dentre outros aspectos e fontes, nos pontos fortes e nas limitações do DSM, que, na época, estava em sua quarta edição. Assim, a classificação proposta pelos autores inclui critérios explícitos para as forças de caráter, bem como instrumentos para avaliá-las. É multiaxial, uma vez que direciona a atenção não só para forças, mas também para talentos e habilidades, para condições que reforçam ou inibem a manifestação das forças, para realizações que estão associadas às forças e para consequências que podem advir de suas práticas.

Desse modo, a VIA não possui as limitações do DSM, como aquelas salientadas por Vaillant (1984), ainda na década de 1980, isto é, apresentar uma taxonomia focada demasiadamente em sintomas transitórios, ser reducionista e, ao mesmo tempo, excessivamente complexa e moldada por tendências temporárias dentro da psiquiatria. Ela supera esse manual psiquiátrico em pelo menos três aspectos: 1) é baseada em uma estrutura global de virtudes morais sugeridas por revisões históricas e interculturais; 2) inclui um número razoável de forças de caráter e está aberta à possibilidade de compilar aquelas que se provarem empiricamente indistinguíveis, assim como adicionar novas forças que são distintas; e 3) aborda forças de caráter como diferenças individuais, que são contínuas e não categóricas, e sensíveis às diferenças ao longo do desenvolvimento. Com relação ao último aspecto, há que se ressalvar que, ao contrário das versões anteriores do DSM, que propunham um sistema categórico de classificação diagnóstica, sua quinta edição (DSM-V) se orienta para práticas mais holísticas de diagnóstico com avaliações dimensionais (Tomlinson-Clarke & Georges, 2014).

Na VIA, esforços foram direcionados a fim de se alcançarem formas de classificação – por meio da utilização de definições de virtudes valorizadas na maioria das culturas – e de subdivisão das virtudes em instâncias denominadas, pela Psicologia Positiva, de forças de caráter. Para que pudessem ser medidas, articularam-se critérios de inclusão e exclusão para o que seria considerada uma força de caráter, o que distingue as forças umas das outras (Peterson & Seligman, 2004) e o que as distingue de diferenças individuais, como talentos e habilidades (Park, Peterson, & Seligman, 2004). Assim, para que traços positivos sejam considerados forças de caráter, alguns critérios devem ser atendidos. Eles foram propostos a partir de análises das forças 'candidatas' e da procura por caraterísticas comuns entre elas. Os critérios (Park et al., 2004; Peterson & Seligman, 2004) utilizados foram:

1. Realização – Uma força de caráter contribui para diversas realizações que compõem uma vida boa tanto para si quanto para os outros, como a realização individual, a satisfação e a felicidade amplamente interpretadas. Apesar das forças (e das virtudes) determinarem a maneira como um indivíduo lida com a adversidade, o foco da Psicologia

Positiva está em como elas contribuem para a realização. Ao discorrer a respeito desse critério, Peterson e Seligman (2004) apresentam um conceito importante na Psicologia Positiva, especialmente no estudo sobre as forças de caráter, o de *signature strengths*. Ele representa as principais forças que uma determinada pessoa possui, valoriza e exercita com frequência (Peterson & Park, 2009; Peterson & Seligman, 2004). Algumas das condições que contribuem para que certa força seja considerada uma das *signature strengths* (forças típicas) de um indivíduo são: ter um sentido de propriedade e autenticidade em relação à força ("este é o meu verdadeiro eu"); ter um sentimento de entusiasmo ao exibi-la, particularmente no princípio; aprender continuamente novas formas de vivenciá-la; desejar agir de acordo com a força; sentir a inevitabilidade de sua utilização, como se não pudesse deixar de vivenciá-la; sentir-se revigorado, ao invés de exausto, ao fazer uso da força; e ter motivação intrínseca para vivenciá-la. Quando questionados, os adultos tendem a identificar facilmente de três a sete forças como sendo muito próprias deles – o que a Psicologia Positiva denomina, então, de forças típicas (Peterson & Seligman, 2004). Quando suas forças são avaliadas por meio de questionários, encontram-se, geralmente, de duas a cinco *signature strengths* (Peterson & Seligman, 2004). A partir desses resultados, foi proposta a existência de cinco forças principais (*top five signature strengths)* para cada pessoa.

2. Ser moralmente valorizada – Embora as forças de caráter possam produzir (e produzam) efeitos desejáveis, cada força é moralmente valorizada em si, mesmo na ausência de consequências positivas. As forças são valorizadas por si próprias e não por resultados tangíveis que elas possam produzir.

3. Não "diminuir" os outros – A manifestação de uma força de caráter por um indivíduo não inferioriza as demais pessoas ao seu redor; ela tende a engrandecer àqueles que a testemunham produzindo admiração e não ciúmes.
4. O oposto não sincero (*nonfelicitous opposite*) – Ser capaz de formular apropriadamente o antônimo de uma força de caráter **não favorece considerá-la como uma** força de caráter. Por exemplo, um possível oposto para honestidade é a diplomacia (*tact*), mas o oposto mais óbvio de diplomático não é honesto, e sim grosseiro (*rudeness*). Assim, a honestidade atende a esse teste linguístico. Há que se mencionar que esse critério é descrito, também, como "Ter antônimos óbvios que são 'negativos'" (Park et al., 2004), ou seja, os opostos das forças não devem ser considerados atributos desejáveis (Haslam, Bain, & Neal, 2004).
5. Traços Mensuráveis – Manifestam-se por meio de pensamentos, sentimentos e/ou comportamentos, a fim de que sejam passíveis de avaliação, e são caracterizadas como traço, isto é, possuem certo nível de generalização para as situações e certa estabilidade ao longo do tempo. Esse critério foi dividido em dois por Park et al. (2004). O primeiro, denominado Traços (*Traitlike*), faz referência ao fato de as forças de caráter representarem diferenças individuais com generalidade e estabilidade demonstráveis. O segundo, intitulado Mensurável, remete à possibilidade de mensuração das forças como diferenças individuais e ressalta o sucesso com que isso tem sido feito pelos pesquisadores.
6. Distinção – Uma força de caráter é distinta de outras características positivas da classificação e não pode ser reduzida a elas. Logo, não deve haver redundância, conceitual ou empírica, entre uma força e as outras.

7. Modelos – As forças de caráter se manifestam em modelos consensuais. Algumas das maneiras pelas quais as culturas destacam as forças são histórias, parábolas, canções, poemas que apresentam pessoas que inegavelmente demonstram (ou demonstraram) determinada força. As forças se apresentam notoriamente incorporadas em alguns indivíduos.
8. Prodígios – É possível que existam prodígios para algumas forças de caráter, isto é, que sejam vivenciadas precocemente por algumas crianças ou jovens (p. ex., uma criança de nove anos de idade ser prodígio em relação à inteligência social). No entanto, esse é um critério adicional que pode não ser aplicado a todas as forças.
9. Ausência Seletiva – Existem pessoas – casos excepcionais – completamente desprovidas de determinada força de caráter, como um indivíduo sem curiosidade sobre o mundo ou incapaz de amar e ser amado. Sabe-se que essas pessoas existem, mas não se sabe se a sua deficiência é específica para uma determinada força ou geral. Peterson e Seligman (2004) explicam que, em contraste com os prodígios morais, indivíduos completamente desprovidos de uma força particular têm sido extensivamente estudados sob a denominação de Transtornos de Personalidade, o Eixo II do DSM.
10. Instituições – Forças (e virtudes) podem ser cultivadas e mantidas por instituições e rituais promovidos pela sociedade, ou seja, são alvo deliberado de práticas e rituais sociais que tentam cultivá-las. Exemplo disso são os conselhos estudantis presentes nas escolas, que podem contribuir para o fomento da Liderança; os esportes em grupo, como o futebol, que possivelmente fomentam o desenvolvimento do Trabalho em equipe; e as aulas de catecismo, que podem contribuir para o desenvolvimento inicial da Espiritualidade.

Park et al. (2004) elencam, ainda, um critério adicional que nomeiam de Ubiquidade, referindo-se ao fato de as forças de caráter serem amplamente reconhecidas em várias culturas. Desse modo, esses autores apresentam 12 critérios, ainda que similar aos dez indicados por Peterson e Seligman (2004).

Algumas considerações adicionais precisam ser tecidas sobre quatro dos critérios apresentados, especificamente o terceiro, quarto, oitavo e nono. No que se refere ao terceiro critério – Não "diminuir" os outros – os autores explicam que presenciar a manifestação de uma ou algumas forças engrandece as pessoas que estão em volta, gerando emoções positivas, como admiração, e não emoções negativas ou desagradáveis, como ciúme e inveja. Ao recorrer a esse argumento, Peterson e Seligman (2004) desprezam o fato de não ser possível controlar o efeito que as forças de caráter podem causar em outros indivíduos. O conjunto de crenças e esquemas, a presença de transtornos de personalidades e/ou outras condições psicopatológicas podem influenciar nas emoções (Wenzel, 2018) de pessoas que presenciam outros indivíduos manifestando suas forças. Há que se mencionar ainda que ciúme e inveja são emoções humanas e que, portanto, sua vivência precisa ser normalizada [para mais discussões a respeito dessas duas emoções, ver Leahy e Tirch (2008)].

Com relação ao quarto critério, percebe-se certa "confusão" conceitual e terminológica, que pode ser observada nos dois textos de referência. Enquanto Park et al. (2004) adotam a expressão autoexplicativa "Ter antônimos óbvios que são 'negativos'" para designá-lo, Peterson e Seligman (2004) utilizam a terminologia "O oposto não sincero", baseando-se em um "teste linguístico" que parece ser fortemente dependente da língua considerada.

Quanto ao oitavo critério – Prodígios –, ele se refere a um critério adicional, como mencionado pelos próprios autores, e que, portanto, não justificaria ser considerado um dos critérios para a classificação de um traço positivo como força de caráter. Além disso, Peterson e Seligman (2004) explicam que o entendimento de um "prodígio moral" é "completamente inexplorado" e que poderiam ilustrar com uma "evidência anedótica". Isso demonstra sua pouca sustentabilidade enquanto critério, representando mais um possível campo de pesquisas e descobertas. Ressalta-se que passada mais de uma década, investigações sobre prodígios em forças de caráter continuam raras em Psicologia Positiva. Não obstante, a área de dotação e talento pode fornecer um ponto de partida para esses estudos uma vez que conta com pesquisas já desenvolvidas sobre, por exemplo, desenvolvimento moral (raciocínio moral e emoções morais) em crianças pequenas (Beißert & Hasselhorn, 2016), e inteligência emocional, julgamento moral e liderança em adolescentes (Lee & Olszewski-Kubilius, 2006). Já o nono critério - Ausência Seletiva -, assim como o anterior, entende-se que não seja um critério indispensável para classificação, e sim uma explicação adicional sobre as forças.

A Psicologia Positiva compreende que tanto forças e potencialidades quanto fraquezas e limitações são autênticas e passíveis de compreensão científica. É nesse sentido que Tomlinson-Clarke e Georges (2014) propõem que tanto o DSM quanto a VIA sejam integrados, por exemplo, na conceitualização para que clientes consigam identificar, orgulhar-se delas e utilizá-las para melhorar seu bem-estar. Assim, a classificação proposta por Peterson e Seligman (2004) representa um passo importante em direção a um vocabulário comum de traços positivos mensuráveis, contribuindo para sua avaliação e, até mesmo, para a criação deliberada de instituições que estimulem o bom caráter. Salienta-se que bom caráter –conceito que será discutido mais adiante – não remete à ausência de déficits e/ou problemas, mas sim a um conjunto bem desenvolvido de características positivas (Park & Peterson, 2009).

Ao proporem a classificação VIA, Peterson e Seligman (2004) afirmaram que não tinham como prever seu eventual sucesso, mas salientaram que ficariam satisfeitos caso ela fornecesse aos psicólogos maneiras de pensar sobre as forças, nomeá-las e mensurá-las. Os autores também manifestaram duas preocupações a respeito do estudo do bom caráter.

A primeira preocupação assinala que o conhecimento sobre esse tipo de traço não prosperaria caso as pesquisas gerassem apenas resultados "óbvios", como "pessoas prudentes evitam gravidez não desejada". Os autores consideram que esse tipo de resultado não é tão interessante para o avanço da ciência. Mais intrigantes são, por exemplo, as pesquisas de Fredrickson (2004) e Sims, Barker, Price e Fornells-Ambrojo (2015). Dentre outros resultados, verificaram que reconhecer forças de caráter se associa positivamente com emoções positivas, desempenho cognitivo (ampliação da atenção e do "pensamento") e afetos positivos, sendo que algumas dessas relações se dá, inclusive, em indivíduos com psicose precoce.

A segunda preocupação chama a atenção para o fato de que uma abordagem sobre o caráter deve tratar explicitamente do que é revigorante sobre a boa vida, tendo em consideração o quanto é compensador viver de forma virtuosa. De acordo com Peterson e Seligman (2004), não há uma solução imediata para os equívocos que podem ser cometidos em investigações sobre o bom caráter. Contudo, afirmam que, assim que classificações como a VIA evoluírem para taxonomias, quando se tornarem disponíveis uma ou mais teorias profundas sobre uma vida boa, a Psicologia Positiva irá prosperar. A esse respeito, Peterson e Park (2009) afirmam que o trabalho de aperfeiçoar as medidas de forças de caráter e de utilizar os resultados empíricos obtidos para gerar teorias já está em andamento.

CAPÍTULO 4 — CARÁTER: VIRTUDES, FORÇAS DE CARÁTER E TEMAS SITUACIONAIS

Peterson e Seligman (2004) relatam ter se baseado na psicologia da personalidade, especificamente nos pressupostos atuais da Teoria do Traço, para compreenderem o caráter. De acordo com essa perspectiva, traços são dimensões amplas de diferenças individuais entre as pessoas, fornecendo, dessa maneira, um esboço da individualidade humana (McAdams & Pals, 2006). São considerados estáveis e gerais, mas, também, moldados pelo contexto do indivíduo e, portanto, passíveis de modificação (Lima & Abigail, 2011; Peterson & Seligman, 2004). Ainda que metade da variação nos escores de traços possa ser explicada por diferenças genéticas entre as pessoas, o longo processo pelo qual traços geneticamente determinados evoluem para traços adultos envolve influências bidirecionais (ou, acrescenta-se, multidirecionais) complexas entre ambiente proximal (e distal) e disposição. Não obstante, a influência ambiental sobre os traços tende a ser modesta e sutil (McAdams & Pals, 2006; McCrae et al., 1999). Um exemplo é o provável impacto da cultura sobre a expressão fenotípica dos traços, de modo que extrovertidos japoneses que crescem em uma cidade do Japão podem expressar sua sociabilidade e afetividade positiva de maneira substancialmente diferente de extrovertidos brasileiros que se desenvolvem em uma cidade do Brasil. Assim, para McAdams e Pals (2006), o impacto cultural sobre os traços ocorre mais em nível comportamental, à medida que fornece regras de exibição de expressões de comportamentos, influenciando pouco na magnitude ou intensidade dos traços. O impacto maior ocorreria em outros níveis da personalidade – e não nos traços –, como nas adaptações características e, principalmente, na narrativa de vida (McAdams & Pals, 2006).

Mas, afinal, o que é o caráter? É ele definido por aquilo que alguém não faz ou há uma conceituação mais ativa? O caráter é uma característica singular de um indivíduo ou é composto por diferentes aspectos? O caráter existe em níveis ou é algo que a pessoa tem ou não? Como o caráter se desenvolve? Ele pode ser aprendido? Ele pode ser ensinado? Quem seria o "professor" mais eficaz? Quais os papéis dos genes, das famílias, das escolas, dos pares, das intervenções positivas, da mídia, das instituições religiosas e da cultura em seu desenvolvimento? É o caráter socialmente construído e carregado com valores idiossincráticos ou existem valores universais, sugerindo uma base mais duradoura? Peterson e Seligman (2004) e outros pesquisadores (p. ex., Park e Peterson, 2009; Rich, 2009) que têm se dedicado ao estudo das forças de caráter têm tentado responder a essas e outras questões, sendo as pesquisas a principal via de resposta.

De acordo com Park e Peterson (2009), um pressuposto importante inerente à classificação VIA é que o caráter é plural e não singular, devendo ser medido com instrumentos que façam jus à sua amplitude e complexidade. Ele pode ser entendido como um conjunto de características positivas que são dimensionais, em outras palavras, que podem existir ao longo de um *continuum*. Ainda que no senso comum o caráter seja entendido como algo que a pessoa tem ou não, para a Psicologia Positiva os componentes do caráter, isto é, as forças de caráter, são distinguíveis e, reitera-se, dimensionais, de modo que alguém pode manifestar de forma elevada determinada força e com baixa intensidade outra (Park & Peterson, 2009). Em relação ao caráter, três estruturas conceituais podem ser distinguidas: virtudes, forças de caráter e temas situacionais (Peterson & Seligman, 2004).

As virtudes são características fundamentais valorizadas por filósofos morais e religiosos e emergiram de pesquisas históricas. São consideradas universais e, por meio de um processo evolutivo, teriam sido selecionadas como recurso para resolver tarefas importantes para a sobrevivência das espécies (Park, 2009). Elas beneficiam tanto a pessoa quanto a sociedade

(McCullough & Snyder, 2000). A VIA considera a existência de seis virtudes: Coragem, Humanidade, Justiça, Sabedoria/Conhecimento, Temperança e Transcendência (Peterson & Seligman, 2004).

Por sua vez, as forças de caráter são os "ingredientes psicológicos" – processos ou mecanismos – que definem as virtudes. São consideradas rotas distintas para se exibir uma ou outra virtude (Peterson & Seligman, 2004). Reitera-se que se evidenciam por meio de pensamentos, sentimentos e ações, não sendo, dessa forma, entidades latentes, ou seja, não se espera que uma pessoa seja boa "lá no fundo do coração", a menos que ela vivencie o bom caráter de uma forma que possa ser percebida, verificada (Park & Peterson, 2009). É nesse sentido que Shryack, Steger, Krueger e Kallie (2010) definem as forças de caráter como traços observáveis que se manifestam por meio de um comportamento consistente em diversas situações.

Como traços positivos de personalidade, as forças de caráter são, evidentemente, estáveis, mas, também, maleáveis e distintas umas das outras (Park & Peterson, 2009; Peterson & Seligman, 2004). Apesar disso, ainda que sejam predisposições da personalidade, elas não devem ser descontextualizadas ao serem estudadas pela Psicologia (Peterson & Seligman, 2004). Elas são relativamente gerais nas situações, mas não são evidentes em todas e quaisquer circunstâncias (McAdams & Pals, 2006). Estratégias de controle de comportamentos, como as recompensas e as punições, contribuem, em determinadas situações, para a manifestação ou não de uma força particular (Peterson & Seligman, 2004). Ademais, assim como se propõe a hipótese de que os traços de personalidade possam mudar frente às diferentes tarefas sociais – o que pode ser testado comparando o desenvolvimento da personalidade em nações que demandam o cumprimento de tarefas substancialmente diferentes para a mesma faixa etária (McCrae et al., 1999) –, é possível que a manifestação das forças também sofra alterações em virtude de tarefas sociais diversificadas. Entretanto, no que se refere aos traços de personalidade – que já contam com uma quantidade considerável de estudos robustos e transculturais –, há razão para entender que essas mudanças no desenvolvimento podem representar mudanças de idade na expressão gênica (McCrae et al., 1999). Outra consideração que merece ser tecida a esse respeito refere-se à diferença entre ter e expressar um traço, pois é possível que a influência, ainda que pequena, de aspectos histórico-culturais atue (mais) ao nível da expressão.

Pode-se considerar uma pessoa de bom caráter se ela manifesta, pelo menos, uma ou duas forças dentro de um grupo de virtudes (Peterson & Seligman, 2004). Park e Peterson (2009) ressaltam, no entanto, que é preciso cautela na procura por indicadores individuais de bom caráter. Por exemplo, não há razão para que educadores e outros profissionais se abstenham de avaliar um único componente do bom caráter, como a Bondade ou a Esperança, mas seria um erro tratar essa única força avaliada como sendo resumida no bom caráter.

A classificação proposta por Peterson e Seligman (2004) inclui 24 forças de caráter, ou traços positivos. Elas podem ser identificadas na Figura 1, ao lado de seus sinônimos. Esse tipo de estratégia, denominada de "acumulação de sinônimos", objetiva em: capturar o que há de semelhante em cada força, embora se reconheça que os sinônimos não sejam representações exatas de todas as palavras; manter um número prático de forças de caráter (24); e minimizar as possíveis conotações (sutis) associadas a qualquer sinônimo (Park et al., 2004). A força Esperança é um exemplo. Ela é apresentada e designada como, evidentemente, esperança, mas, também, como otimismo, visão de futuro e orientação ao futuro. A acumulação de sinônimos contribui para reduzir a possível conotação cristã relacionada ao termo esperança e a econômica associada à expressão visão de futuro. Assim, pesquisadores e profissionais devem estar atentos à amplitude de significados de cada força, ainda que nem sempre isso esteja claro nos textos. Um texto em que a utilização desse recurso fica evidente é o de Selvam (2015), no qual se explicita claramente a existência de terminologias alternativas para as forças e de equivalentes lexicais.

Nesta obra também se buscou apresentar as diversificadas terminologias, sinônimos e equivalentes lexicais que têm sido adotados em estudos brasileiros (Figura 1). Para tanto, foram utilizados os termos propostos por Freitas, Barbosa e Neufeld (2016a), Noronha e Martins (2016) e Seibel, DeSousa e Koller (2015). Reitera-se que a escolha pela utilização desse recurso é apresentar a amplitude de significado presente em cada uma das 24 forças de caráter. Almeja, ademais, permitir que, ao ler outros textos nacionais, o leitor reconheça, mesmo com terminologias diversas, sobre qual força está lendo. Cumpre enfatizar, uma vez mais, que para algumas forças os variados termos que podem e têm sido utilizados não são sinônimos, apresentando operacionalização distinta na própria Psicologia.

Figura 1 – *Virtudes e Forças de caráter*

Virtudes	Forças de caráter
Sabedoria/ Conhecimento	Criatividade, Engenhosidade, Originalidade Curiosidade, Interesse no Mundo, Interesse, Abertura à Experiência Abertura a Novas Ideias, Juízo, Pensamento Crítico Amor pela Aprendizagem, Amor ao Aprendizado, Gosto pela Aprendizagem Sabedoria, Sensatez, Perspectiva
Coragem	Bravura, Coragem, Valentia Honestidade, Autenticidade, Sinceridade, Integridade Perseverança, Assiduidade, Diligência, Persistência Vitalidade, Deleite, Entusiasmo, Energia, Vigor
Humanidade	Capacidade de Amar e ser Amado, Amor Bondade, Generosidade, Compaixão, Gentileza Inteligência Social, Inteligência Emocional

Virtudes	Forças de caráter
Justiça	Cidadania, Trabalho em Equipe, Lealdade Liderança Integridade, Igualdade, Justiça, Equidade, Imparcialidade
Temperança	Perdão, Misericórdia Modéstia, Humildade Autorregulação, Autocontrole Prudência, Cuidado, Discrição
Transcendência	Apreço pelo Belo e pela Excelência, Apreciação da Beleza e Excelência, Apreciação do Belo, Reverência, Admiração, Elevação Gratidão Esperança, Otimismo, Visão de Futuro, Orientação ao Futuro Humor, Bom Humor, Diversão Espiritualidade, Fé, Religiosidade, Senso de Propósito, Propósito

Nota. Elaboração dos autores.

Ressalta-se que as forças da classificação VIA não são consideradas exclusivas e nem exaustivas. Todavia, espera-se que, à medida que investigações avancem, uma lista com essas características seja alcançada. A ideia de uma listagem de forças de caráter vem sendo posta em prática há séculos por filósofos. O que diferencia a nova classificação é o fato de ela acrescentar conteúdo psicológico e estratégias de avaliação para as forças e, consequentemente, apresentar poder explicativo fora do alcance da Filosofia. (Peterson & Seligman, 2004).

Além das forças e virtudes, outra estrutura conceitual relacionada ao caráter são os temas situacionais. Eles se referem a hábitos específicos que contribuem para as pessoas manifestarem determinadas forças de caráter em situações particulares (Ilongo, 2016; Peterson & Seligman, 2004). Logo, a enumeração dos temas situacionais deve ser proposta, levando-se em consideração o lugar, o contexto.

Apesar da relevância teórica dos temas situacionais, eles têm sido pouco estudados e, às vezes, são feitas menções genéricas a eles, isto é, sem associação com forças de caráter específicas.

Peterson e Seligman (2004), DelleFave (2006) e Ilongo (2016) constituem exemplos desse uso "genérico". No primeiro caso, mencionam que os temas situacionais no local de trabalho – espaço onde as investigações sobre eles têm avançado – mais observados pela *Gallup Organization* foram a empatia, a inclusão (fazer com que os outros se sintam parte do grupo) e a positividade (ver o que é bom em situações e pessoas). Os outros dois textos afirmam que os temas situacionais que influenciam o bem-estar psicológico (*psychological wellness*) no ambiente de trabalho são a criação de significado, a definição intencional de objetivos, a autoeficácia, o compromisso com as metas autodefinidas, a realização de metas, o otimismo e a emoção positiva.

Conceitualmente, os temas situacionais diferem das forças de caráter. Primeiro, eles são localizados em situações específicas, de modo que os temas situacionais do trabalho diferem daqueles da família, por exemplo, mas pode haver alguma sobreposição entre eles. Mesmo dentro de um contexto, como o trabalho ou a família, os temas situacionais podem variar entre culturas, coortes, gênero e outras características sociais importantes. A variação sociocultural existe, assim, ao nível dos temas situacionais, não tanto ao nível das forças de caráter e não existe ao nível das virtudes. Por fim, os temas situacionais por si só não são considerados bons nem maus, eles podem ser usados para alcançar as forças de caráter e, por conseguinte, contribuir para as virtudes, mas também podem ser aproveitados para fins tolos ou "errados". (Peterson & Seligman, 2004).

Numa hierarquia, as virtudes constituem o nível mais alto de abstração, sendo seguidas pelas forças de caráter e, posteriormente, pelos temas situacionais. Retomando o exemplo dos temas situacionais no local de trabalho, mais precisamente empatia, inclusão e positividade, é possível afirmar que os três contribuem para a mesma força de caráter, a Bondade. Ao considerar a Bondade de maneira ainda mais abstrata, essa força junto com as forças Amor e Inteligência Social formam a ampla classe de virtudes intitulada Humanidade. Assim, Peterson e Seligman (2004) alertam que essa dimensão vertical é uma abstração, constituindo erro estabelecer relações causais, como questionar se a Bondade causa a Humanidade. Em vez disso, a Bondade é uma instância de uma categoria de virtude, a Humanidade, que envolve forças interpessoais voltadas para cuidar dos outros e ser amigável com os outros.

De acordo com Peterson e Seligman (2004), não é preciso se preocupar com os detalhes de como as 24 forças de caráter foram classificadas em seis virtudes, pois as últimas não são passíveis de mensuração por serem muito abstratas e gerais; medem-se apenas as forças. Cumpre mencionar que a subdivisão das forças em categorias de virtudes foi realizada por meio de bases teóricas e não empíricas (Ruch et al., 2010). Caso os resultados de estudos empíricos sugiram, por exemplo, que o Humor pertence a outra virtude por causa de sua coocorrência com outras forças, sua mudança pode ser feita (Peterson & Seligman, 2004). Isto posto, a classificação VIA não é uma proposta acabada e espera-se, com o avançar das pesquisas, que mudanças sejam feitas, adicionando ou excluindo forças, combinando aquelas que se provarem redundantes, reformulando sua organização sob as virtudes e avaliando-as de forma mais sistemática à luz dos dez (Peterson & Seligman, 2004) ou doze (Park et al., 2004) critérios estabelecidos para que traços positivos sejam considerados forças. Retomando a analogia feita com o DSM, os autores afirmam que este levou mais de 50 anos para atingir seu formato atual e acrescentam que, até hoje, ele passa por reedições, com reformulações, inclusão ou exclusão de diagnósticos. Atualmente, ele está em sua quinta edição (APA, 2014).

Com o avanço dos estudos sobre as forças de caráter, pesquisas empíricas já têm evidenciado outras possibilidades para a estrutura inicial de classificação das virtudes que representam melhor a estrutura fatorial do inventário de forças VIA (*Values in Action Inventory of Strengths* – VIA-IS). Em vez de seis, soluções com cinco (Littman-Ovadia & Lavy, 2012; Peterson, Park, Pole, D'Andrea, & Seligman, 2008; Singh & Choubisa, 2010), quatro (Brdar & Kashdan, 2010; Macdonald, Bore, & Munro, 2008; Najderska & Cieciuch, 2018; Shryack et al., 2010), três (Shryack et al., 2010) e uma (Macdonald et al., 2008; Seibel et al., 2015) dimensão têm sido obtidas. Como pode ser observado nos estudos de Shryack et al. (2010) e de Macdonald et al. (2008), mais de uma estrutura fatorial pode representar de modo aceitável a VIA. Ademais, ainda que existam soluções com um mesmo número de fatores, as forças extraídas por fator não coincidem entre si em diferentes estudos (Seibel et al., 2015). Tal inconsistência entre soluções empíricas e a estrutura teórica dessa classificação evidencia a necessidade de mais pesquisas (Seibel et al., 2015).

Para Macdonald et al. (2008), isso não significa, necessariamente, que as seis virtudes propostas inicialmente não tenham sentido, uma vez que, assim como todo o conjunto de forças de caráter, elas são dotadas de ubiquidade, tendo sido encontradas em literatura transcultural e transgeracional. No entanto, para os autores, o entendimento puramente teórico das virtudes como representações de ordem superior de um grande número de forças e a sua ausência de sustentação empírica faz com que algumas questões se imponham, como: O que fazer com as seis virtudes onipresentes em várias formas de literatura? É possível que essas e outras inconsistências expliquem, ainda que parcialmente, o porquê de a classificação VIA não ter tido, até o momento, uma "nova edição", como recomendado há quase duas décadas, quando foi proposta.

CAPÍTULO 5 —
FORÇAS DE CARÁTER E OS *BIG FIVE*

Ainda que se possa questionar a quantidade (dois? três? cinco? seis?) dos traços, há uma ampla aceitação no meio científico do modelo de cinco grandes dimensões da personalidade, comumente intitulado de *Big Five* (McAdams & Pals, 2006; McCrae et al., 1999; Saucier & Srivastava, 2015; Silva & Nakano, 2011). Segundo esse modelo, as amplas diferenças individuais na vida social e emocional são organizadas em cinco categorias derivadas de fatores analíticos, classificados como Extroversão, Neuroticismo, Conscienciosidade, Amabilidade e Abertura para Experiência (McAdams & Pals, 2006).

Como assinalado anteriormente, Peterson e Seligman (2004) se basearam na psicologia da personalidade, especificamente na Teoria dos Traços, para elaborar a VIA. Além de análises teóricas, como a realizada pelos próprios autores, estudos empíricos têm associado os cinco traços de personalidade com as forças de caráter (Haslam et al., 2004; Macdonald et al., 2008; Najderska & Cieciuch, 2018).

Para Peterson e Seligman (2004), Neuroticismo e Esperança se relacionam, pois aquele traço seria o oposto conceitual desta força. A associação entre Extroversão e Liderança também é proposta, podendo a primeira ser considerada a 'chave' para a segunda. Outras associações entre a VIA e os *Big Five* são apresentadas no Figura 2, incluindo fatores da VIA obtidos empiricamente por Peterson e Seligman (2004) e Macdonald et al. (2008). Há que se considerar, contudo, que os *Big Five* não são responsáveis por todo o sistema de classificação VIA (Macdonald et al., 2008).

Como Peterson e Seligman (2004) não correlacionaram empiricamente as forças de caráter com os *Big Five*, propondo apenas conceitualmente as relações, Macdonald et al. (2008) desenvolveram um estudo a fim de analisar empiricamente essa associação (Figura 2). Apenas parte dos correlatos teóricos preditos por Peterson e Seligman (2004) foi observada, porém para a maioria das forças havia mais de um preditor dos *Big Five*, o que coloca em dúvida a proposição de Peterson e Seligman (2004) de que cada força é representada por um dos cinco traços. Ainda, algumas escalas dos *Big Five* obtiveram correlação somente fraca com as forças (Macdonald et al., 2008), como o Neuroticismo, que apenas prediz negativamente Esperança e Bravura, tendência que também foi observada nas regressões realizadas com os dados centralizados.

Outros estudos também têm analisado a relação entre as 24 forças (Haslam et al., 2004; Joana Neto, Félix Neto, & Furnham, 2014; Najderska & Cieciuch, 2018; Noronha & Campos, 2018; Noronha & Zanon, 2018) ou algumas forças específicas, como Esperança (Hutz, Midgett, Pacico, Bastianello, & Zanon, 2014) e Gratidão (Wood, Joseph, & Maltby, 2009), além dos traços de personalidade. De modo geral, seus resultados convergem pouco com as relações teóricas propostas por Peterson e Seligman (2004), corroborando o que foi observado por Macdonald et al. (2008). Isso ocorre tanto quando se verifica que a maioria das mesmas forças se correlacionou significativamente com os mesmos traços de personalidade (Figura 2) quanto ao considerar a magnitude dessas correlações, isto é, fracas de modo geral. Aqueles estudos também observaram, como Macdonald et al (2008), que mais de um dos cinco grandes fatores de personalidade prediz determinada força e isso acontece para a maioria delas.

Figura 2 – *Relação entre as forças de caráter e os Big Five*

	Peterson e Seligman (2004)		Macdonald et al. (2008)	
Virtude (modelo original)	**Fator da VIA**	**Traço dos *Big Five* correspondente**	**Fator da VIA**	**Traço dos *Big Five* correspondente**
Temperança	Forças de contenção (Justiça, Humildade, Perdão/Misericórdia, Prudência)	Conscienciosidade	Amabilidade (Justiça, Humildade, Perdão/Misericórdia, Bondade, Gratidão e Espiritualidade)	Agradabilidade
Sabedoria/Conhecimento	Forças intelectuais (p. ex., Criatividade, Curiosidade, Gosto pela Aprendizagem, Apreço pelo Belo e pela Excelência)	Abertura para Experiência	Intelecto (Criatividade, Curiosidade, Gosto pela Aprendizagem, Apreço pelo Belo e pela Excelência, Bravura, Inteligência Social, Perspectiva/Sabedoria)	Abertura para Experiência
Humanidade e Justiça	Forças interpessoais (p. ex., Bondade, Amor, Liderança, Cidadania e Humor)	Agradabilidade	Positividade (Amor, Liderança, Cidadania, Humor, Esperança e Vitalidade)	Extroversão (correlação positiva) Neuroticismo (correlação negativa)
Coragem	Forças emocionais (p. ex., Coragem, Esperança, Autorregulação e Vitalidade)	Oposto do fator "Neuroticismo"	Consciência (Prudência, Autorregulação, Perseverança, Abertura a Novas Ideias, Honestidade)	Conscienciosidade
Transcendência	Forças teológicas (p. ex., Gratidão e Espiritualidade)	——	——	——

Nota. Elaboração dos autores.

CAPÍTULO 6 —

FORÇAS DE CARÁTER: MEDIDAS E RESULTADOS DE PESQUISAS

Assinala-se, uma vez mais, que as forças de caráter, entendidas como traços positivos, são consideradas estáveis por definição, mas, também, maleáveis (Park & Peterson, 2009; Peterson & Seligman, 2004). Então, o bom caráter pode ser desenvolvido. Para que isso seja possível, são necessários recursos conceituais e empíricos suficientes para elaborar e avaliar as intervenções. As medidas (escalas, entre outras) constituem parte fundamental deles, pois podem ser utilizadas tanto em pesquisas básicas quanto aplicadas.

Críticas feitas a respeito da avaliação do bom caráter por meio de escalas ou entrevistas usualmente levam em consideração dois aspectos: a ameaça à validade devido à desejabilidade social e as armadilhas do autorrelato. Entretanto, instrumentos semelhantes têm sido utilizados para avaliar disfunções (p. ex., transtornos de ansiedade, transtornos do humor e transtornos alimentares) sem serem, necessariamente, contestados. Então, questiona-se o porquê de construtos positivos não poderem, também, ser medidos de forma análoga. (Peterson & Seligman, 2004).

No que se refere à ameaça à validade devido à desejabilidade social, a investigação de Macdonald et al. (2008) merece destaque. Nela foi analisada a relação entre a desejabilidade social e (1) as forças de caráter em geral e (2) os quatro fatores – agrupamentos de forças encontrados no estudo e intitulados de Intelecto (Criatividade, Apreço pelo Belo e pela Excelência, Curiosidade, Gosto pela Aprendizagem, Inteligência Social, Perspectiva/Sabedoria e Bravura), Consciência (Autorregulação, Perseverança, Abertura a Novas Ideias, Autenticidade, Prudência), Positividade (Cidadania, Capacidade de Amar e Ser Amado, Esperança, Humor, Vitalidade e Liderança) e Amabilidade (Humildade, Justiça, Bondade, Perdão, Espiritualidade e Gratidão). Os autores verificaram que os dois primeiros fatores não se correlacionaram significativamente com os escores de desejabilidade social, que o fator Positividade se correlacionou fraca e positivamente com eles e que o fator Amabilidade se correlacionou moderada e positivamente com a desejabilidade social.

Especificamente no que se refere às 24 forças, Macdonald et al. (2008) constataram que as seis pertencentes à Amabilidade se correlacionaram moderada e significantemente com a desejabilidade social. Assim, ainda que parcialmente, esses resultados vão de encontro à afirmação de Peterson e Seligman (2004) de que a VIA estaria livre dos efeitos de desejabilidade social devido ao caráter socialmente desejável de todos os seus itens. Pelo contrário, sugerem que algumas forças são mais desejáveis socialmente que outras (Macdonald et al., 2008). Outro resultado obtido por essa pesquisa, e que torna a questão ainda mais complexa, refere-se à centralização dos escores das forças de caráter, que reduziu, mas não eliminou, a influência da desejabilidade social. Para Macdonald et al. (2008), esses e outros resultados observados em seu estudo sugerem (fortemente) a necessidade de mais pesquisas sobre a validade preditiva do VIA-IS, cujas descobertas poderão indicar quais escores (a pontuação bruta das forças? as pontuações centralizadas? ou as pontuações com desejabilidade social parcial?) são preditivos do comportamento positivo.

Com relação às armadilhas do autorrelato, é sabida a possibilidade de algumas forças de caráter serem menos facilmente autorrelatadas do que outras. Mencionam-se, como exemplos, as forças Bravura e Integridade, que não são características que, normalmente, as pessoas atribuem a si. Mas essa consideração não exclui o uso do autorrelato para avaliar outras forças. (Peterson & Seligman, 2004).

Em revisões da literatura, verifica-se que um pequeno número de forças de caráter não foi e, talvez, não possa ser medido por meio do autorrelato. Apesar disso, escalas desse formato foram criadas para cada uma das 24 forças e podem ser preenchidas em uma única sessão de aproximadamente 45 minutos (Peterson & Seligman, 2004). Inicialmente, foram desenvolvidos dois inventários, sendo um para adultos (18 anos ou mais) – VIA-IS (Peterson & Park, 2009; Peterson & Seligman, 2004) – e outro para jovens (10 a 17 anos) – VIA-*Youth* (Park & Peterson, 2003). Ambos estão disponíveis on-line (https://www.viacharacter.org/), em diversas línguas e sem custo. A seguir, esses e outros instrumentos que têm sido utilizados para avaliar forças de caráter serão apresentados mais detalhadamente, bem como os resultados obtidos em pesquisas que fizeram uso deles. Esclarece-se que uma descrição maior é feita para o VIA-IS, pois esse instrumento é o que mais tem sido estudado e é considerado padrão ouro para a avaliação das forças de caráter (Ruch et al., 2010).

Antes, porém, faz-se necessário ressaltar que as medidas de forças não se restringem aos "instrumentos VIA". Outros exemplos são o *Character Strengths Inventory* (Isaacowitz, Vaillant, & Seligman, 2003), o *Character Strengths Rating Form* (Ruch, Martínez-Martí, Proyer, & Harzer, 2014) e o *Self-Rated Character Strengths* (Furnham & Lester, 2012). E, no Brasil, tem-se a Escala de Forças de Caráter – EFC (Noronha & Barbosa, 2016) que, além dos "instrumentos VIA", também será abordada com mais detalhes a seguir.

6.1. *VALUES IN ACTION INVENTORY OF STRENGTHS* (VIA-IS)

O *Values in Action Inventory of Strengths* (VIA-IS) é destinado a adultos e avalia as 24 forças de caráter por meio de escalas *likert* de cinco pontos. Contém 10 itens por força distribuídos aleatoriamente ao longo do inventário. As pontuações são obtidas por uma média das respostas, com números mais altos refletindo maior vivência da força.

O VIA-IS demanda um tempo de aplicação razoável, cerca de 30 a 45 minutos. Desse modo, é possível que alguns respondentes necessitem de uma supervisão para prevenir a diminuição da atenção ou o tédio. Como se acredita que a maioria das forças de caráter é suficientemente complexa, uma abordagem de um único indicador para a sua avaliação não é aconselhada. Autonomeações das forças, como "Eu sou (ou não sou) bondoso", tendem a convergir para as pontuações das escalas correspondentes no VIA-IS. No entanto recomenda-se que itens breves, como o exemplificado, não substituam as escalas, já que é mais válido questionar sobre os pensamentos, sentimentos e ações que refletem determinada força do que utilizar designações abstratas das forças. Atualmente, já estão disponíveis (https://www.viacharacter.org/) versões abreviadas para o VIA-IS, com 120, 72 e, apesar de não recomendada, 24 itens (Gaspar et al., 2015). Como acontece no caso de instrumentos que avaliam outros construtos, cumpre alertar que a escolha de uma medida de forças de caráter deve levar em consideração seus prós e contras.

Peterson e Seligman (2004) alertam que, embora tenham desenvolvido uma bateria de medidas – de todas as 24 forças –, é possível que alguns pesquisadores ou profissionais optem por administrar somente determinadas escalas (p. ex., somente os itens referentes à força Perdão). Todavia, questionar os participantes com oito ou 10 itens sobre o Perdão e nada mais pode aumentar uma demanda por respostas socialmente desejáveis, o que as baterias completas evitariam, permitindo que todos os entrevistados tenham algo positivo a dizer sobre si [A esse respeito, convém mencionar, novamente, os resultados obtidos por Macdonald et al. (2008) de que, ainda que todo o questionário seja aplicado, algumas forças parecem ser mais desejáveis socialmente que outras]. Além disso, o uso seletivo das escalas pode impedir a descoberta de resultados inesperados. Portanto a utilização do inventário completo é recomendada, a menos que haja uma razão considerável para o contrário (Peterson & Seligman, 2004).

O VIA-IS pode ser aplicado por meio de cópias em papel ou da versão disponível na Web (http://www.viacharacter.org/). Não foram encontradas diferenças psicométricas entre as versões impressa e online do questionário (Peterson & Seligman, 2004). Um aspecto interessante da versão online é o fato de ela fornecer um *feedback* imediato sobre as cinco principais forças de caráter (*signature strengths*) do respondente. Essa estratégia, além de acelerar a pesquisa e ser interessante para os participantes, é "empoderadora", uma vez que nomeia aquilo que eles fazem bem (Peterson & Park, 2009). De acordo com Peterson e Park (2009), a ordem das *signature strengths* não deve ser interpretada de forma rígida, porque normalmente não há diferença significativa em suas magnitudes, e os traços positivos não incluídos entre as principais forças não são, necessariamente, fraquezas, mas sim forças manifestadas em menor frequência, se comparadas às principais.

Utilizar as escalas VIA pode ter utilidade tanto teórica quanto prática, pois permite que a pontuação obtida em uma escala específica, por exemplo a de Bondade, possa, em vez de ser comparada com a pontuação obtida por outras pessoas nessa mesma força, ser utilizada para analisar a vivência da Bondade pelo indivíduo em relação à vivência de suas outras forças. É provável que um cliente em psicoterapia positiva não esteja interessado em se tornar a pessoa mais gentil do mundo, mas em vivenciar a Bondade de forma mais acentuada do que tem vivido. (Peterson & Seligman, 2004).

O VIA-IS foi destinado, inicialmente, a indivíduos estadunidenses e de outros países de língua inglesa. Com o avanço das investigações, ele já pode ser encontrado em diferentes idiomas e contextos, como o africano (Khumalo, Wissing, & Temane,

2008) e o indiano (Singh & Choubisa, 2010), tendo sido traduzido para outros países, por exemplo, Japão (Otake et al., 2005) e Alemanha (Ruch et al., 2010), e para outras línguas, como o hebraico (Littman-Ovadia & Lavy, 2012). Atualmente, o VIA-IS já foi traduzido para 37 línguas e respondido por mais de cinco milhões de pessoas de diferentes nações (Niemiec, 2017). A versão em língua portuguesa do Brasil, com 240 itens, também já teve suas propriedades psicométricas – adaptação, obtenção de evidências de validade etc. – investigadas por Seibel et al. (2015).

Resultados a respeito da confiabilidade e validade do VIA-IS estão disponíveis, dentre outras fontes, nas obras de Peterson e Seligman (2004) e Park, Peterson e Seligman (2006). Aqui, serão apresentados alguns deles: todas as 24 escalas têm alfas satisfatórios[1] (>0,70); os escores estão inclinados para a direita, mas mostram variação; as correlações teste-reteste para todas as escalas, ao longo de um período de quatro meses, são substanciais (>0,70); as forças de caráter autoindicadas se correlacionaram com os escores da escala de correspondência para todas as 24 forças (rs=0,5); os escores de desejabilidade social Marlow-Crowne não se correlacionam significativamente com os escores da escala, exceto os de Prudência (r=0,44) e Espiritualidade (r=0,30).

Além desses resultados, acrescenta-se, com base em Peterson e Seligman (2004), que:

- Universitários (n=20) matriculados em uma aula de Psicologia Positiva obtiveram aumento nas forças Amor, Prudência, Gratidão, Perspectiva e Espiritualidade. Todas as forças foram explicitamente alvo de discussões em sala de aula e de exercícios fora da classe.

---

1 Para uma discussão ampliada a respeito do uso do Alfa de Cronbach em questionários, incluindo limite inferior geralmente aceito para esse coeficiente, ver Matthiensen (2011).

- A maioria das forças de caráter se correlacionou de forma robusta com satisfação com a vida, exceto as forças que compõem a virtude Sabedoria/Conhecimento.
- Análises fatoriais exploratórias dos escores da escala usando rotação Varimax sugeriram cinco fatores, provisoriamente identificados como: forças de contenção (Justiça, Humildade, Perdão/Misericórdia, Prudência), forças intelectuais (p. ex., Criatividade, Curiosidade, Gosto pela Aprendizagem, Apreço pelo Belo e pela Excelência), forças interpessoais (p. ex., Bondade, Amor, Liderança, Cidadania e Humor), forças emocionais (p. ex., Coragem, Esperança, Autorregulação e Vitalidade) e forças teológicas (p. ex., Gratidão e Espiritualidade).

Com relação ao último aspecto, algumas considerações precisam ser tecidas. Primeiro, a classificação não é igual à proposta inicialmente pelos próprios autores, o que, reitera-se, evidencia a dúvida a respeito da subdivisão das 24 forças em seis virtudes (Macdonald et al., 2008). Peterson e Seligman (2004) afirmam, contudo, que as classificações são semelhantes: forças de contenção correspondem às forças da virtude Temperança; forças intelectuais se assemelham às forças da virtude Sabedoria/Conhecimento; forças interpessoais agrupam as forças das virtudes Humanidade e Justiça; forças emocionais correspondem às forças da virtude Coragem; e forças teológicas estão incluídas entre as forças da virtude Transcendência.

Em segundo lugar, cinco forças de caráter – Inteligência Social, Honestidade, Perspectiva/Sabedoria, Perseverança e Abertura a Novas Ideias – não foram identificadas pelos autores no modelo de cinco fatores obtido no VIA, o que impossibilita o leitor de compreender a qual fator elas pertencem (Macdonald et al., 2008). A investigação de Peterson et al. (2008) apresenta uma possibilidade de "resposta" para essa lacuna ao apresentar um modelo de cinco fatores bastante semelhante ao exposto por

Peterson e Seligman (2004). Ele também foi obtido por meio de análise fatorial dos componentes principais dos escores do VIA-IS com rotação Varimax. Os fatores foram identificados como: 1) Temperança (Justiça, Humildade, Perdão/Misericórdia e Prudência); 2) Cognitiva (Criatividade, Curiosidade, Gosto pela Aprendizagem e Apreço pelo Belo e pela Excelência); 3) Interpessoal (Bondade, Amor, Liderança, Cidadania, Humor e Inteligência Social); 4) Fortaleza (Coragem, Autorregulação, Honestidade, Perspectiva/Sabedoria, Perseverança e Abertura a Novas Ideias); e 5) Transcendência (Gratidão, Espiritualidade/ Religiosidade, Vitalidade e Esperança) (Peterson et al., 2008).

Para Macdonald et al. (2008), a omissão das cinco forças de caráter por Peterson e Seligman (2004) nos resultados de sua análise fatorial pode ter ocorrido devido a problemas semelhantes aos de seu estudo: a carga cruzada. É preciso esclarecer que os autores investigaram, dentre outros aspectos, a validade baseada na estrutura interna do sistema de classificação VIA, ou seja, a subdivisão das 24 forças em seis virtudes. Propõem, ademais, a hipótese de que Peterson e Seligman (2004) devem ter obtido cruzamentos diferentes daqueles verificados em seu estudo, pois muitas forças apresentadas na solução de Peterson e Seligman (2004) mostraram cargas cruzadas em sua análise.

A seguir, são apresentados outros resultados de pesquisas que têm utilizado o VIA-IS em contexto internacional (McGrath, 2014; Park et al., 2006; Peterson & Park, 2009) e nacional (Seibel et al., 2015). Dentre outros problemas, as investigações analisaram as forças mais e menos características dos indivíduos e sua relação com outras variáveis, como sexo, idade, escolaridade e situação conjugal.

Em uma pesquisa realizada com mais de 100.000 respondentes de 54 nações, as forças mais comumente endossadas na maioria dos países foram: Bondade, Justiça, Autenticidade, Gratidão e Abertura a Novas Ideias. Já Prudência, Humildade/

Modéstia e Autorregulação foram as menos características. Ao comparar as respostas de participantes estadunidenses de todos os estados do país, não foram encontradas diferenças entre as forças e o estado ou a região demográfica, exceto para a Espiritualidade. (Park et al., 2006; Peterson & Park, 2009).

Esses resultados parecem revelar algo sobre uma natureza humana universal e/ou sobre traços do caráter minimamente necessários para uma sociedade viável (Peterson & Park, 2009). Resultados análogos foram obtidos por McGrath (2014), que destaca a necessidade de um diálogo transcultural a respeito de como avançar com uma proposta de desenvolvimento do bom caráter.

No que se refere aos estudos nacionais, merecem ser destacados o de Seibel et al. (2015) e os de Freitas (2019). No primeiro foram analisadas as evidências de validade da versão portuguesa do Brasil do VIA-IS, respondida por 1,975 brasileiros, com média de idade de 35,0 anos (DP=10,8). Os autores concluíram que o instrumento oferece um escore válido e confiável de avaliação global das potencialidades humanas. Constataram ainda que: a média da totalidade das forças (pontuação entre um a cinco), foi superior a três; a força Integridade apresentou a maior média geral e, corroborando o que tem sido observado em estudos internacionais, como o de Park et al. (2006), a Autorregulação foi a menor; a Espiritualidade obteve maior desvio padrão entre os resultados gerais; as forças Criatividade, Curiosidade, Humor e Abertura a Novas Ideias apresentaram pontuação mais elevada entre os participantes do sexo masculino, enquanto as mulheres obtiveram pontuação superior nas demais forças. Há que se ressaltar que esses resultados foram apresentados apenas com estatística descritiva.

Uma das investigações de Freitas (2019) foi realizada com 188 idosos brasileiros que responderam à versão abreviada do VIA-IS (120 itens). A autora constatou que: todas as 24 forças apresentaram escore médio superior a três, assim como no estudo de Seibel et al. (2015); a Integridade – força que obteve pontuação média mais elevada na pesquisa com adultos (Seibel et al., 2015) –, Honestidade, Espiritualidade, Gratidão e Bondade foram as principais forças dos idosos; não foram encontradas diferenças entre os sexos diferentemente do estudo de Seibel et al. (2015); e a Autorregulação, que no estudo com adultos apresentou a menor média geral (Seibel et al., 2015), foi a única força que se correlacionou significativamente com a idade, sendo positiva a correlação.

6.2. *VALUES IN ACTION RISING TO THE OCCASION INVENTORY* (VIA-RTO)

O *Values in Action Rising to the Occasion Inventory* (VIA-RTO) foi proposto a fim de superar duas limitações do VIA-IS. A primeira é que o VIA-IS é composto por itens que debruçam questionamentos sobre respostas típicas em vez de situadas em condições particulares ou contextos propícios para se exibir determinada força de caráter. Em segundo lugar, sabe-se que não é possível nomear, com propriedade, amigos ou conhecidos como modelo de determinadas forças a menos que tenham sido manifestadas em um contexto específico, mas há itens do VIA-IS, como "As pessoas me descrevem como muito sábio para a minha idade", "As pessoas se sentem atraídas por mim porque sou humilde" e "As pessoas me descrevem como cheio de entusiasmo", que recorrem a esse expediente.

Assim, o VIA-RTO é um questionário desenvolvido especialmente para forças de caráter que são mais suscetíveis de aumentar ou diminuir dependendo da situação – por exemplo, a exibição da Bravura em face do medo. Nele, é questionado quantas vezes os participantes estiveram em um ambiente relevante para manifestação de determinada força e como normalmente agiram nesse cenário. Park e Peterson (2006[a]) desenvolveram um sistema de análise de conteúdo para codificação de forças de caráter obtidas por meio de material verbal não estruturado. O VIA-RTO não tem sido muito investigado, entretanto, mais informações podem ser obtidas em Park e Peterson (2006ª) e Peterson e Seligman (2004).

6.3. *VALUES IN ACTION INVENTORY OF STRENGTHS FOR YOUTH* (VIA-YOUTH)

A partir de adaptações nos itens utilizados com adultos e fraseando-os de maneira apropriada para cada etapa desenvolvimental, foram criados inventários para pré-adolescentes e adolescentes originalmente. Entretanto, observou-se que as versões para esses dois agrupamentos etários não eram suficientemente diferentes, tendo sido desenvolvido, em seguida, um único instrumento adequado para crianças e adolescentes com idades entre 10 e 17 anos. Também foi proposto, inicialmente, que a escala *likert* utilizada fosse de três pontos e não de cinco, como no VIA-IS. Porém, verificou-se que uma escala com cinco possibilidades de resposta pôde ser usada até pelos mais jovens, alcançando resultados mais confiáveis.

Outro desafio encontrado na construção do VIA-Youth refere-se à quantidade de itens. Objetivou-se que o instrumento fosse curto o suficiente para não sobrecarregar os jovens, mas, também, longo o suficiente para a obtenção de confiabilidade das escalas individuais. Atualmente, encontram-se disponíveis duas versões, sendo uma com 198 itens e outra com 96 (Gaspar et al., 2015).

As primeiras análises de confiabilidade e validade do VIA-Youth (Park & Peterson, 2003; Peterson & Seligman, 2004) demonstraram que:

- Todas as escalas obtiveram alfas próximos do satisfatório (>0,65), embora as forças que compõem a virtude Temperança tenham se revelado mais difíceis de medir de forma confiável se comparadas às demais forças. Desafio semelhante foi encontrado no VIA-IS. Assim, é possível que as forças que compõem a Temperança sejam menos "traços" e mais "contextualizadas" do que outras forças.

- Os escores inclinaram para a direita – o que também foi verificado no VIA-IS – mas, ainda mostraram variação.
- Assim como foi observado com adultos, os jovens, em média, obtêm pontuações mais elevadas nas forças da virtude Humanidade e mais baixas nas forças da virtude Temperança.
- Pessoas do sexo feminino obtiveram pontuações mais elevadas em diversas forças (p. ex., Apreço pelo Belo e pela Excelência, Justiça, Gratidão, Bondade, Amor, Perspectiva e Espiritualidade). Resultado semelhante foi observado por Joana Neto et al. (2014) com pessoas entre 12 e 20 anos (M=15,94; DP=2,95), que responderam o inventário de forças *Self-Rated Character Strengths* (Furnham & Lester, 2012).
- Em geral, os mais velhos obtiveram pontuações mais elevadas do que os mais jovens na maioria das forças. Esse resultado difere daquele obtido por Park e Peterson (2006b), em que alunos do quinto ano do Ensino Fundamental obtiveram pontuações mais altas que do oitavo ano. De acordo com esses autores, isso pode significar que as crianças são mais egocêntricas que os adolescentes e, portanto, não utilizam informações de comparação social para as autoavaliações (Park & Peterson, 2006b). Já Joana Neto et al. (2014) não observaram diferenças entre as forças em distintos grupos etários. Assim, mais investigações são necessárias, especialmente aquelas que utilizem um delineamento longitudinal para melhor

compreender o desenvolvimento das forças de caráter em crianças e adolescentes (Park & Peterson, 2006b).

- A satisfação com a vida correlacionou-se significativamente com a maioria das forças, sendo que correlações menos robustas foram encontradas com as forças da virtude Sabedoria/Conhecimento, resultado que também foi observado entre os adultos. Peterson e Seligman (2004) ressaltam o quanto esse resultado é interessante, uma vez que as escolas tipicamente enfatizam o desenvolvimento de forças que compõem a Sabedoria/Conhecimento, mas não outras forças que mais se associam à satisfação com a vida. Park e Peterson (2009) também discutem a relevância desse resultado, bem como as implicações que ele pode ter para a educação formal e os programas de educação para jovens.
- Análises fatoriais exploratórias das pontuações das escalas utilizando rotação Varimax sugeriram uma solução de quatro fatores. Essa estrutura é um pouco mais simples do que a encontrada em adultos, mas semelhante. Sua principal diferença reside na junção das forças intelectuais e emocionais em um único fator. Se esse padrão se mantiver válido, implicará que algo acontece durante o curso da educação e socialização que divide as forças intelectuais das emocionais (Peterson & Seligman, 2004). Soluções de quatro fatores também têm sido obtidas em outras investigações (p. ex., Park & Peterson, 2006b). Isso evidencia a necessidade de mais pesquisas sobre a organização das forças em virtudes (Joana Neto et al., 2014).

Mais informações a respeito das propriedades psicométricas (consistência interna, estabilidade e validade) do VIA-Youth, da prevalência das forças de caráter nos jovens e de correlações entre forças e variáveis demográficas podem ser obtidas em Park e Peterson (2006b). Os autores discutem, ainda, o uso desse instrumento na pesquisa e na prática. Detalham, também, sua estrutura fatorial, apresentando os resultados de análise fatorial exploratória que, conforme já foi salientado, identificou quatro dimensões: forças de temperança (p. ex., Prudência e Autorregulação); forças intelectuais (p. ex., Gosto pela Aprendizagem e Curiosidade); forças teológicas (p. ex., Esperança, Religiosidade e Amor); e forças direcionadas ao outro (ou forças interpessoais, p. ex., Bondade e Humildade/Modéstia).

6.4. *VALUES IN ACTION* (VIA) *STRUCTURED INTERVIEW*

Na VIA *Structured Interview*, o entrevistador questiona os entrevistados sobre como eles costumam agir em situações específicas, tendo como foco determinada força de caráter. Nos casos em que a força em questão é mais "dinâmica" (*phasic strength*), o cenário é detalhado e, nos casos em que são enfocadas forças caracteristicamente mais "estáveis" (*tonic strengths*), apresenta-se uma situação cotidiana descrita de modo mais geral. No primeiro grupo, incluem-se forças que se elevam ou diminuem de acordo com as demandas de contextos específicos, como a Bravura, que pode ser exibida quando uma pessoa se encontra em uma situação que produz medo, e o trabalho em equipe (Cidadania), que tende a ser mais exercitado quando se é membro de um grupo e/ou se tem uma tarefa comum. O segundo grupo se caracteriza por forças que tendem a ser exibidas de forma (mais) contínua e estável, exceto quando há boas razões para não fazê-lo, como Curiosidade, Humildade/Modéstia e Vitalidade. Portanto propõe-se que as *phasic strengths* sejam mais contextuais que as *tonic strengths*. (Peterson & Seligman, 2004).

Se, a partir de suas respostas, as pessoas se descrevem exibindo a força na maioria das vezes, questiona-se: (1) como o entrevistado nomearia a força; (2) se a força, independente da sua nomeação, representa realmente quem ele é; e (3) se amigos e membros da família concordariam que a força representa, realmente, quem ele é. Para configurar como a(s) principal(is) força(s) de um indivíduo, uma força deve ser exibida a maior parte do tempo em ambientes relevantes, ser nomeada como a força pretendida (ou sinônimo), pertencer ao entrevistado e ser reconhecida por outros como altamente característica daquele indivíduo.

Apesar das vantagens em se utilizar entrevistas estruturadas – como no caso da VIA *Structured Interview*, por exemplo, poder afirmar que determinada força é (ou não é) autoconscientemente pertencente a um indivíduo –, uma desvantagem refere-se ao fato de elas não quantificarem a força de caráter da pessoa. Isso pode ir de encontro à conceituação proposta por Peterson e Seligman (2004) que enfatiza a existência das forças ao longo de dimensões.

6.5. ESCALA DE FORÇAS DE CARÁTER (EFC)

A Escala de Forças de Caráter – EFC (Noronha & Barbosa, 2016) é uma medida de forças de caráter que foi desenvolvida no Brasil, tendo como base o modelo de Peterson e Seligman (2004). Trata-se de um instrumento simples, de rápida aplicação e que pode ser autopreenchido por indivíduos com escolaridade superior ao oitavo ano do Ensino Fundamental (Noronha & Barbosa, 2016). Ela contém 71 itens, sendo três por força, exceto para Apreço pelo Belo e pela Excelência que tem dois. Todas as questões são respondidas em uma escala tipo *likert* de cinco pontos (0="Não tem nada a ver comigo" a 4="Tem tudo a ver comigo").

Estudos sobre a EFC (Noronha & Barbosa, 2016; Noronha, Dellazzana-Zanon, & Zanon, 2015; Oliveira, Nunes, Legal, & Noronha, 2016) têm obtido resultados satisfatórios ao examinar suas propriedades psicométricas para jovens e adultos.

Com relação à estrutura interna, verificou-se, inicialmente, que a melhor solução para a escala seria a de um fator (Noronha et al., 2015). Considerando o escore para um único fator, a precisão da escala é 0,93, com 32% de variância explicada. A unidimensionalidade, que foi indicada por diferentes métodos de retenção de fatores, vai ao encontro dos resultados de alguns estudos internacionais e nacionais (p. ex., Macdonald et al., 2008; Seibel et al., 2015) e de encontro a outros (p. ex., Littman-Ovadia & Lavy, 2012; Singh & Choubisa, 2010). Há que se ressaltar que o instrumento utilizado nessas pesquisas foi o VIA-IS.

Mais recentemente, Noronha e Batista (2020a) identificaram, em uma amostra de estudantes universitários (M=23,25 anos; DP=7,96), uma estrutura com seis fatores que, em conjunto, explicam 44% da variância e apresentam confiabilidades entre 0,88 e 0,93. Ainda que o número de fatores convirja com a quantidade de virtudes não há uma sobreposição exata entre aqueles e estas. As seis dimensões observadas foram denominadas como Forças Interpessoais (Humor, Amor, Inteligência Social, Autenticidade e Apreciação do Belo), Forças de Coragem (Sensatez, Abertura, Liderança, Trabalho em Equipe, Prudência, Bravura e Criatividade), Forças Teologais (Espiritualidade, Gratidão, Persistência e Otimismo), Forças de Humanidade (Imparcialidade, Bondade e Modéstia), Forças de Autorregulação (Vitalidade, Autorregulação e Perdão) e Forças Intelectuais (Amor pelo Aprendizado e Curiosidade).

Assim, continuam sendo necessários estudos sobre a estrutura interna da EFC, sobretudo com amostras recrutadas em diferentes segmentos da população brasileira (Noronha et al., 2015) e de diferentes idades (Noronha & Barbosa, 2016). De acordo com seus criadores, ainda é preciso analisar as evidências de validade e fidedignidade para a medida e suas propriedades psicométricas quando aplicada na forma de entrevista estruturada em pessoas com pouca ou nenhuma escolaridade (Noronha & Barbosa, 2016).

Não obstante essas e outras circunscrições, uma série de estudos tem utilizado a EFC como medida de forças de caráter. Mencionam-se, como exemplos, investigações sobre relações entre forças de caráter e idade, gênero, personalidade, percepção de suporte social, estilos parentais (Noronha & Barbosa, 2016; Noronha & Campos, 2018), autorregulação emocional (Noronha & Batista, 2020b), satisfação com a vida (Noronha & Martins, 2016) e bem-estar subjetivo (Oliveira et al., 2016).

CAPÍTULO 7 — FORÇAS DE CARÁTER: INTERVENÇÕES E CONTEXTOS

Peterson e Seligman (2004) afirmam que os contextos para aplicação da Psicologia Positiva são aqueles em que as virtudes humanas são reconhecidas e incentivadas, como o esportivo, o artístico, o interpessoal – amizades, romances – e o escolar. Com relação à clínica (ou ao *setting* terapêutico), havia um questionamento se esse seria um lugar possível para se buscar por excelência (Peterson & Seligman, 2004). Todavia, parece não haver mais essa dúvida (Duckworth, Steen, & Seligman, 2005), podendo ser encontradas, inclusive, propostas de intervenções baseadas em forças (Padesky & Mooney, 2012; Pury, 2008; Seligman & Peterson, 2003) e em outros aspectos positivos (Bannink, 2012; Duckworth et al., 2005) no contexto clínico e/ou terapêutico.

Intervenções positivas também têm sido desenvolvidas em contextos que talvez não sejam, a princípio, considerados reconhecedores e incentivadores da vivência das forças e virtudes. Os centros-dia para idosos (Ramírez, Ortega, Chamorro, & Colmenero, 2014) e as instituições de longa permanência para idosos (Oliveira, 2010) constituem dois exemplos.

Quanto à fase do curso de vida, grupos a fim de desenvolver todos ou alguns traços positivos do caráter também têm sido propostos para diferentes coortes etárias. Isso ocorre, por exemplo, em um programa de educação para o caráter com crianças (Lopes, Oliveira, Reed, & Gable, 2013) ou em grupos de idosos da comunidade (Cuadra-Peralta, Veloso-Besio, Puddu-Gallardo, Salgado-García, & Peralta-Montecinos, 2012; Flood & Scharer, 2006; Ribeiro, 2011).

Peterson e Seligman (2004) argumentam que alguns (céticos) podem se preocupar com o campo ser novo para já inspirar intervenções. Contudo, concordam que a melhor maneira de compreender um fenômeno psicológico é tentar mudá-lo. A partir desse ponto de vista, a intervenção em pesquisa não é algo que meramente segue a pesquisa básica ou resulta dela, mas é também seu complemento inerente (Peterson & Seligman, 2004). Assim, parte do refinamento da classificação proposta por esses autores pode ser obtida a partir dos dados sobre como ela é aplicada. Logo, intervenções baseadas em Psicologia Positiva que visem promover forças de caráter e bem-estar contribuirão tanto com informações empíricas quanto com subsídios para o campo conceitual.

Requerer que as intervenções sejam validadas empiricamente antes de serem utilizadas com qualquer pessoa pode travar a inovação e o progresso. A experimentação de novas intervenções deve ser legitimada ao mesmo tempo em que a validação empírica avança como um objetivo. Portanto, convém àqueles que fazem uso dos recursos da Psicologia Positiva serem honestos com seus clientes sobre o que se sabe e o que ainda não se sabe sobre a eficácia de determinadas intervenções. (Peterson & Seligman, 2004).

Ao proporem intervenções positivas, é preciso que os profissionais considerem alguns desafios. Caso o objetivo da intervenção seja promover felicidade e/ou seus cognatos, o trabalho pode ser árduo pelo fato de, por exemplo, a maioria das pessoas na maior parte das vezes já estar bastante satisfeita com suas vidas (Myers & Diener, 1995). Pode haver, desse modo, um efeito teto para a felicidade (Peterson & Seligman, 2004). Ainda assim, meta-análises (Bolier et al., 2013; Sin & Lyubomirsky, 2009) têm evidenciado a eficácia de intervenções positivas na promoção dos níveis de bem-estar (subjetivo e psicológico) e diminuição de sintomas depressivos.

Um dos estudos que merece ser destacado é o de Seligman et al. (2005). Os autores realizaram uma investigação com centenas de adultos que preencheram o VIA-IS, tiveram identificadas suas *signatures strengths* e foram orientados a utilizá-las de maneiras novas e diversificadas por uma semana. Em relação ao grupo controle, as pessoas que participaram do experimento aumentaram seus níveis de felicidade e diminuíram sintomas depressivos, resultados que foram mantidos no *follow-up* de seis meses. Essas mudanças foram evidentes nos participantes da pesquisa que continuaram a usar suas principais forças de novas maneiras. Então diversificar as formas de vivenciar as forças mais características de determinada pessoa todos os dias é fundamental e reflete a importância do esforço pessoal contínuo no alcance de uma vida próspera (Park & Peterson, 2009).

Um exemplo que ilustra como isso pode ser feito é o de uma pessoa que tenha a Criatividade como uma de suas principais forças. Ela deve pensar em maneiras diferentes de vivenciar essa força ao longo dos dias e das semanas. Algumas opções seriam: ao enfrentar um problema, a pessoa definir claramente qual é o problema e quais as possíveis soluções (exercitando a criatividade no desenvolvimento de múltiplas soluções e desfechos, em vez de apenas um); reservar um determinado tempo por dia para exercitar o pensamento criativo, como escrever poemas; e realizar atividades criativas, como usar um objeto doméstico por alguns dias, sendo cada dia de uma maneira nova, conforme o próprio ambiente Web do VIA sugere (https://www.viacharacter.org/www/Character-Strengths/Creativity).

O interesse por pesquisas relacionadas ao uso das forças, especialmente das *signatures strengths*, e os resultados positivos por elas constatados é crescente. Entretanto, não existe uma teoria clara que descreva como o uso das principais forças contribui para a melhoria do bem-estar das pessoas e para o alcance de objetivos (Linley, Nielsen, Gillett, & Biswas-Diener, 2010). A investigação realizada por Linley et al. (2010) contribui, porém, para um melhor entendimento a respeito desse processo. Nesse estudo, cuja amostra foi composta por 240 universitários que tiveram seus dados analisados com base no modelo de autoconcordância de realização de metas saudáveis, os autores constataram que o uso das principais forças está associado a um melhor progresso nas metas e nos objetivos que, por sua vez, associa-se à realização de necessidades psicológicas e à melhoria do bem-estar.

Além de intervenções baseadas nas principais forças de caráter, reitera-se que estudos (p. ex., Flood & Scharer, 2006; Freitas, Barbosa, & Neufeld, 2016b; Oliveira, 2010; Ribeiro, 2011) que objetivam promover também as outras forças têm sido desenvolvidos. Para Peterson e Seligman (2004), o efeito teto que pode se manifestar na promoção da felicidade não se dá de forma tão limitada quando se trata de cultivar o bom caráter. Todavia, explicam que promover traços positivos, como as forças, não é um processo simples ou fácil.

Já na época de Aristóteles, alguns teóricos argumentavam que a virtude é produto da ação habitual (Park & Peterson, 2009; Peterson & Seligman, 2004). Outros estudiosos também afirmam que o caráter deve ser desenvolvido por meio da prática e não apenas "pensando ou falando" sobre ele (p. ex., Maudsley, 1898, citado por Park & Peterson, 2009). Assim, a intervenção em Psicologia Positiva pode, provavelmente, impulsionar o processo, mas só a prática sustentada permitirá que as alterações sejam mantidas (Park & Peterson, 2009; Peterson & Seligman, 2004).

Como descrito por Peterson e Seligman (2003), após os acontecimentos de 11 de setembro, nos Estados Unidos, os escores no VIA-IS para os estadunidenses aumentaram para diversas forças. Todavia, os aumentos foram de pequena magnitude absoluta e detectável somente porque a pesquisa utilizou uma amostra muito grande. Além disso, um ano após o 11 de setembro, as forças que haviam aumentado começaram a retornar para os níveis iniciais (Peterson & Seligman, 2003). Essas constatações sugerem que o caráter pode ser cultivado pelos pais, pelas escolas e pela socialização, por exemplo, ou ser impulsionando acidentalmente, mas é por meio da ação habitual que se concretiza (Park & Peterson, 2009).

Se há evidências suficientes para se intervir com e nas forças de caráter, avaliar rigorosamente as intervenções é essencial (Wood & Tarrier, 2010) e também pode contribuir para o entendimento do processo de mudança das variáveis analisadas e a construção de teorias (Peterson & Seligman, 2004). Há quase duas décadas, Eccles e Gootman (2002) alertavam que, apesar de milhares de pessoas a cada ano participarem de programas de educação para o caráter, desenvolvimento positivo de jovens, promoção do bem-estar no local de trabalho dentre outros, a verificação empírica sobre a sua eficácia era rara. Parece que pouco mudou ao longo do tempo no âmbito da avaliação, mas a quantidade de participantes certamente aumentou.

Um exame experimental rigoroso das intervenções relacionadas a forças deve ser conduzido antes que elas sejam incorporadas à prática profissional. Contar com amostras quantitativa e qualitativamente adequadas é um requisito essencial desse processo. Peterson e Seligman (2004) alertam que esses estudos devem ter um tamanho de amostra que permita que os efeitos possam ser detectados de forma confiável nos resultados. Embora as maneiras de se determinar o tamanho adequado das amostras estejam disponíveis, frequentemente elas são ignoradas pelos investigadores ou eles não conseguem atingir o número apropriado.

Talvez mais essencial que o tamanho da amostra seja o vocabulário utilizado ao se estudar a "boa vida" e as estratégias empregadas para mensurar seus componentes que, segundo Peterson e Seligman (2004), são as ferramentas mais importantes para os psicólogos interessados em avaliar intervenções positivas. Quando se trata das forças de caráter, a classificação VIA e as outras medidas descritas anteriormente representam uma amostra dessas ferramentas e possibilitam, inclusive, a descoberta de efeitos que, talvez, não haviam sido previstos inicialmente.

Caso as medidas utilizadas para avaliação da eficácia das intervenções positivas sejam os instrumentos VIA, algumas armadilhas podem ser antecipadas e, se possível, evitadas. Como descrito anteriormente, o autorrelato pode ser uma forma válida para medir forças de caráter, mas pode ser enviesado por desejabilidade social. Para Peterson e Seligman (2004), essas não são razões para renunciar à utilização das medidas de forças, mas elas implicam a necessidade do uso de controles válidos, como relato de informantes objetivos.

Há que se ressaltar que traços positivos, como as forças, são apenas um dos desfechos de interesse para a Psicologia Positiva. Tão importante quanto as forças – dependendo dos objetivos de cada intervenção –, pode ser a felicidade, a satisfação com a vida etc., tanto para o indivíduo *per se*, intrinsecamente, quanto para o indivíduo em um contexto interpessoal ou institucional, como na amizade, no casamento, na família, no trabalho e na comunidade (Peterson & Seligman, 2004). Como o foco desta obra são as forças de caráter, instrumentos que avaliam outros construtos positivos e que podem ser utilizados para avaliação da eficácia de intervenções não são abordados. Entretanto cumpre mencionar que, além daqueles já existentes há mais tempo [p. ex., a *Philadelphia Geriatric Center Morale Scale* (Lawton, 1991), que avalia o bem-estar psicológico, e a Escala de Satisfação com a Vida (Gouveia, Barbosa, Andrade, & Carneiro, 2005)], outros têm sido desenvolvidos mais recentemente, inclusive no Brasil [p. ex., Escala de Autorregulação Emocional (Baptista & Noronha, 2016) e Escala de Motivos para Viver (Baptista & Gomes, 2015)].

CAPÍTULO 8 — CONSIDERAÇÕES FINAIS

O estudo a respeito do "bom caráter", em especial das forças de caráter, tem sido um dos temas centrais da Psicologia Positiva (Peterson & Park, 2013). Os efeitos positivos de seu uso no dia a dia, tanto para a própria pessoa quanto para a vida em sociedade, contam com produção científica expressiva (Linley et al., 2010; Niemiec, 2017; Park, 2009; Seligman, 2009; Schutte & Malouff, 2018). Não obstante, ainda há, especialmente no Brasil, dúvidas e pouca informação a respeito das forças de caráter. Assim, o objetivo deste livro é contribuir para um melhor entendimento a respeito do tema, ao apresentar suas origens históricas, suas definições, as diferenças entre forças e outros construtos relacionados (como virtudes e temas situacionais), as medidas existentes e as possibilidades e contextos de promoção.

Se há carência de publicações brasileiras sobre forças de caráter, não se pode deixar de mencionar alguns desenvolvimentos recentes que podem contribuir substancialmente para a pesquisa e a prática profissional. Um deles é o "Baralho das Forças de Caráter" (Noronha & Rodrigues, 2019) que, além de 24 cartas com cada uma das forças, contém um manual que, dentre outras informações, disponibiliza a EFC (Noronha & Barbosa, 2016). O outro é a Escala de Forças de Caráter para Adolescentes (EFC-A) (Dametto & Noronha, 2019) que, do mesmo modo que a EFC, avalia as forças propostas pelo modelo de Peterson e Seligman (2004), porém é destinada a adolescentes com idades entre 14 e 18 anos.

Apesar de sua relevância teórica e empírica, cumpre mencionar que a Psicologia Positiva e, consequentemente, o construto forças de caráter não estão isentos de críticas. Cabanas (2018), por exemplo, alerta que o restrito sentido de "social" e o viés individualista que tem caracterizado a Psicologia Positiva refletem crenças centrais da ideologia neoliberal. Adverte, também, que, desse modo, acabará por fomentar o que pretende combater, isto é, desesperança, instabilidade e insegurança sociais.

Ainda que também critique o individualismo e a falta de lastro social da Psicologia Positiva, Miller (2008) considera o construto "forças de caráter" promissor, uma vez que o emprego das *signature strengths* em atividades absorventes pode promover bem-estar. Contudo, com base na tradição aristotélica, alerta que as virtudes não são necessariamente dotes naturais, ainda que possam ter alguma base "instintiva" e disposicional, e, portanto, é necessário treinamento e instrução para desenvolver "hábitos de ação correta". Também adverte que, se a Psicologia Positiva desconsiderar as medidas sociais e políticas que podem realmente melhorar as circunstâncias de vida das pessoas e não promover aprendizagens que geram autoconhecimento e sabedoria, ela estará, no final, ofertando "receitas de bolo" para o sucesso, a realização e a felicidade que não têm substância alguma.

Com base em Davies (2015), há que se ponderar que talvez seja necessária, neste momento, uma "ciência da felicidade" diferente. Se a Psicologia Positiva atual já se mostrou competente para produzir conhecimento básico, aplicado e tecnológico sobre experiências subjetivas (bem-estar etc.) e traços pessoais positivos (forças de caráter, etc.), ainda está por florescer aquela que, de fato, cultive instituições positivas, que promova emancipação social e que, consequentemente, seja transformadora. Essa Psicologia Positiva diferente será capaz de engendrar uma felicidade autêntica, coletiva e individual.

REFERÊNCIAS

American Psychiatry Association (APA). (2014). *Manual Diagnóstico e Estatístico de Transtornos Mentais* (DSM-5) (5a ed.). Artmed.

Baker, W. E., & Bulkley, N. (2014). Paying it forward vs. rewarding reputation: Mechanisms of generalized reciprocity. *Organization Science*, *25*(5), 1493-1510. https://doi.org/10.1287/orsc.2014.0920

Baltes, P. B., & Staudinger, U. M. (2000). Wisdom: A metaheuristic (pragmatic) to orchestrate mind and virtue toward excellence. *American Psychologist*, *55*(1), 122-136. https://doi.org/10.1037/0003-066X.55.1.122

Bannink, F. P. (2012). *Practicing Positive CBT: from reducing distress to building success*. Black-Wiley.

Baptista, A. S. D., & Baptista, M. N. (2012). Terapias Comportamentais. In F. B. Assumpção Jr & E. Kuczynski (Orgs.), *Tratado de Psiquiatria da Infância e da Adolescência*, (pp. 931-943). Atheneu.

Baptista, M. N., & Gomes, M. (2015). Escala de Motivos para Viver (EMVIVER). Relatório técnico não publicado. Programa de Pós-Graduação Stricto-Sensu em Psicologia da Universidade São Francisco – USF, Campinas, São Paulo.

Baptista, M. N., & Noronha, A. P. P. (2016). Escala de Autorregulação Emocional (EARE). Relatório técnico não publicado. Programa de Pós-Graduação Stricto-Sensu em Psicologia da Universidade São Francisco – USF, Campinas, São Paulo.

Baskin, T. W., & Enright, R. D. (2004). Intervention studies on forgiveness: A meta-analysis. *Journal of Counseling & Development*, *82*(1), 79-90. https://doi.org/10.1002/j.1556-6678.2004.tb00288.x

Baumeister, R. F., Gailliot, M., DeWall, C. N., & Oaten, M. (2006). Self-regulation and personality: How interventions increase regulatory success, and how depletion moderates the effects of traits on behavior. *Journal of personality*, *74*(6), 1773-1802. https://doi.org/10.1111/j.1467-6494.2006.00428.x

Beißert, H. M., & Hasselhorn, M. (2016). Individual differences in moral development: Does intelligence really affect children's moral reasoning and moral emotions? *Frontiers in Psychology*, *7*(1961), 1-10. https://doi.org/10.3389/fpsyg.2016.01961

Bolier, L., Haverman, M., Westerhof, G. J., Riper, H., Smit, F., & Bohlmeijer, E. (2013). Positive Psychology Interventions: A Meta-Analysis of Randomized Controlled Studies. *BMC Public Health*, *13*(1), 119. https://doi.org/10.1186/1471-2458-13-119

Brdar, I., & Kashdan, T. (2010). Character strengths and well-being in Croatia: An empirical investigation of structures and correlates. *Journal of Research in Personality, 44*(1), 151–154. https://doi.org/10.1016/j.jrp.2009.12.001

Cabanas, E. (2018). Positive Psychology and the legitimation of individualism. *Theory & Psychology, 28*(1), 3-19. https://doi.org/10.1177/0959354317747988

Cohn, M. A., & Fredrickson, B. L. (2010). In search of durable positive psychology interventions: Predictors and consequences of long-term positive behavior change. *The Journal of Positive Psychology, 5*(5), 355-366. https://doi.org/10.1080/17439760.2010.508883

Covington, M. V. (1999). Caring about learning: The nature and nurturing of subject-matter appreciation. *Educational Psychologist, 34*(2), 127-136. https://doi.org/ 10.1207/s15326985ep3402_5

Cuadra-Peralta, A., Veloso-Besio, C., Puddu-Gallardo, G., Salgado-García, P., & Peralta-Montecinos, J. (2012). Impacto de un programa de Psicología Positiva en sintomatologia depresiva y satisfaccion vital en adultos mayores. *Psicologia: Reflexão e Crítica, 25*(4), 644-652. https://doi.org/10.1590/s0102-79722012000400003

Dalton, A. N., & Spiller, S. A. (2012). Too much of a good thing: The benefits of implementation intentions depend on the number of goals. *Journal of Consumer Research, 39*(3), 600-614. https://doi.org/ 10.1086/664500

Dametto, D. M., & Noronha, A. P. P. (2019). Construction and validation of the Character Strengths Scale for Youth (CSS-Youth). *Paidéia (Ribeirão Preto), 29*, e2930. http://dx.doi.org/10.1590/1982-4327e2930

Davies, W. (2015). *The happiness industry: How the government and big business sold us wellbeing.* Verso.

DelleFave, A (2006). The impact of subjective experience on the quality of life. In M. Csikszentmihalyi & I. S. Csikszentmihalyi (Eds.). *A life worth living: Contributions to Positive Psychology*, (pp. 165–182). Oxford University Press.

Diener, E., Lucas, R. E., & Scollon, C. N. (2006). Beyond the hedonic treadmill: Revising the adaptation theory of well-being. *American Psychologist, 61*(4), 305-314. http://dx.doi.org/10.1037/0003-066X.61.4.305

Diessner, R., Rust, T., Solom, R. C., Frost, N., & Parsons, L. (2006). Beauty and hope: A moral beauty intervention. *Journal of Moral Education, 35*(3), 301-317. https://doi.org/10.1080/03057240600874430

Diessner, R., Woodward, D., Stacy, S., & Mobasher, S. (2015). Ten once-a-week brief beauty walks increase appreciation of natural beauty. *Ecopsychology, 7*(3), 126-133. https://doi.org/10.1089/eco.2015.0001

Duckworth, A. L., Steen, T. A., & Seligman, M. E. (2005). Positive psychology in clinical practice. *Annual Review of Clinical Psychology*, *1*, 629-651. https://doi.org/10.1146/annurev.clinpsy.1.102803.144154

Dweck, C.S. (2006). *Mindset: The New Psychology of Success*. Random House.

Eccles, J. S., & Gootman, J. A. (Eds.). (2002). *Community programs to promote youth development*. National Academy Press.

Feldman, D. B., & Dreher, D. E. (2012). Can hope be changed in 90 minutes? Testing the efficacy of a single-session goal-pursuit intervention for college students. *Journal of Happiness Studies*, *13*(4), 745-759. https://doi.org/10.1007/s10902-011-9292-4

Flood, M., & Scharer, K. (2006). Creativity enhancement: possibilities for successful aging. *Issues in Mental Health Nursing*, *27*, 939–959. https://doi.org/10.1080/01612840600899832

Fredrickson, B. L. (2004). The broaden-and-build theory of positive emotions. *Philosophical Transactions of the Royal Society London B*, *359*, 1367-1378. https://doi.org/10.1098/rstb.2004.1512

Freitas, E. R. (2019). *Forças do caráter de idosos: conhecer e intervir* (Tese de Doutorado, Universidade Federal de Juiz de Fora). Biblioteca Digital Brasileira de Teses e Dissertações.

Freitas, E. R., Barbosa, A. J. G., & Neufeld, C. B. (2016a). Forças de caráter de idosos: uma revisão sistemática de pesquisas empíricas. *Psicologia em Pesquisa*, *10*(2), 3-11. https://doi.org/10.24879/201600100020054

Freitas, E. R., Barbosa, A. J. G., & Neufeld, C. B. (2016b). Educação para o caráter: proposta de intervenção em grupo com idosos para promover forças e virtudes. In E. R. Freitas, A. J. G. Barbosa & C. B. Neufeld (Orgs.), *Terapias Cognitivo-Comportamentais com Idosos* (pp. 329-351). Sinopsys.

Froh, J. J. (2004). The history of positive psychology: Truth be told. *NYS psychologist*, *16*(3), 18-20. https://doi.org/10.1.1.574.435

Furnham, A., & Lester, D. (2012). The development of a short measure of character strengths. *European Journal of Psychological Assessment, 28*, 95–101. https://doi.org/10.1027/1015-5759/a000096

Gander, F., Proyer, R. T., Ruch, W., & Wyss, T. (2013). Strength-based positive interventions: Further evidence for their potential in enhancing well-being and alleviating depression. *Journal of Happiness Studies*, *14*(4), 1241-1259. https://doi.org/ 10.1007/s10902-012-9380-0

Gaspar, G., Ramos, J. A., Ramos, S, & Monte, S. (2015). *Um Ponto de Vista Positivo Sobre a Personalidade* (Instituto Universitário de Lisboa, Lisboa).

Goldstein, E. D. (2007). Sacred moments: Implications on well-being and stress. *Journal of Clinical Psychology, 63*(10), 1001-1019. https://doi.org/10.1002/jclp.20402

Gouveia, V. V., Barbosa, G. A., Andrade, E. D. O., & Carneiro, M. B. (2005). Medindo a satisfação com a vida dos médicos no Brasil. *Jornal Brasileiro de Psiquiatria, 54*(4), 298-305.

Hannah, S. T., Sweeney, P. J., & Lester, P. B. (2007). Toward a courageous mindset: The subjective act and experience of courage. *The Journal of Positive Psychology, 2*(2), 129-135. https://doi.org/10.1080/17439760701228854

Hart, W., Albarracín, D., Eagly, A. H., Brechan, I., Lindberg, M. J., & Merrill, L. (2009). Feeling validated versus being correct: a meta-analysis of selective exposure to information. *Psychological Bulletin, 135*(4), 555-588. https://doi.org/10.1037/a0015701

Haslam, N., Bain, P., & Neal, D. (2004). The implicit structure of positive characteristics. *Personality and Social Psychology Bulletin, 30*(4), 529-541. https://doi.org/10.1177/0146167203261893

Hernandez, J. (2003). Psicologia Positiva e Psicologia Humanista: Aproximações teóricas e conceituais. *Revista de Psicologia da UnC, 1*(1), 24-30. https://www.researchgate.net/publication/274835974

Hill, P. L., Sumner, R., & Burrow, A. L. (2014). Understanding the pathways to purpose: Examining personality and well-being correlates across adulthood. *The Journal of Positive Psychology, 9*(3), 227-234. https://doi.org/ 10.1080/17439760.2014.888584

Hutz, C. S., Midgett, A., Pacico, J. C., Bastianello, M. R., & Zanon, C. (2014). The Relationship of Hope, Optimism, Self-Esteem, Subjective Well-Being, and Personality in Brazilians and Americans. *Psychology, 5*(06), 514-522. http://dx.doi.org/10.4236/psych.2014.56061

Ilongo, F. N. (2016). Workplace bullying as 'anti-positive psychology'in institutions of higher learning. *International Journal of Educational Policy Research and Review, 3*(4), 73-79. http://dx.doi.org/10.15739/ijeprr.16.010

Isaacowitz, D. M., Vaillant, G. E., & Seligman, M. E. (2003). Strengths and satisfaction across the adult lifespan. *The International Journal of Aging and Human Development, 57*(2), 181-201. https://journals.sagepub.com/doi/pdf/10.2190/61ej-ldyr-q55n-ut6e

Joana Neto, Félix Neto, & Furnham, A. (2014). Gender and psychological correlates of self-rated strengths among youth. *Social Indicators Research, 118*(1), 315-327. https://doi.org/10.1007/s11205-013-0417-5

Kaiser, R. B., & Hogan, J. (2011). Personality, leader behavior, and overdoing it. *Consulting Psychology Journal: Practice and Research, 63*(4), 219-242. http://dx.doi.org/10.1037/a0026795

Kammrath, L. K., & Peetz, J. (2011). The limits of love: Predicting immediate versus sustained caring behaviors in close relationships. *Journal of Experimental Social Psychology, 47*(2), 411-417. https://doi.org/ 10.1016/j.jesp.2010.11.004

Kashdan, T. (2009). *Curious? Discover the missing ingredient to a fulfilling life*. HarperCollins.

Kesebir, P. (2014). A quiet ego quiets death anxiety: Humility as an existential anxiety buffer. *Journal of Personality and Social Psychology, 106*(4), 610-623. http://dx.doi.org/ 10.1037/a0035814

Khumalo, I. P., Wissing, M. P., & Temane, Q. M. (2008). Exploring the validity of the Values-In-Action Inventory of Strengths (VIA-IS) in an African context. *Journal of Psychology in Africa, 18*(1), 133-142. https://doi.org/ 10.1080/14330237.2008.10820180

Kilduff, G. J., & Galinsky, A. D. (2013). From the ephemeral to the enduring: How approach-oriented mindsets lead to greater status. *Journal of personality and social psychology, 105*(5), 816-831. http://dx.doi.org/10.1037/a0033667

Kim, W. (1997). C. & Mauborgne, R. (1997). Value Innovation: The Strategic Logic of high Growth. *Harvard Business Review, 75*, 103-112.

Lambert, N., Gwinn, A. M., Stillman, T. F., & Fincham, F. D. (2011). Feeling tired? How sharing positive experiences can boost vitality. *International Journal of Wellbeing, 1*(3), 307-314. https://doi.org/10.5502/ijw.v1i3.1

Langer, E. (2006). *On becoming an artist: Reinventing yourself through mindful creativity*. Ballantine Books.

Lawton, M. P. (1991). A multidimensional view of quality of life in frail elders. In R. P. Abeles (Ed.), *The concept and measurement of quality of life in the frail elderly* (pp. 3-27). Academic Press.

Leahy, R. L., & Tirch, D. D. (2008). Cognitive behavioral therapy for jealousy. *International journal of cognitive therapy, 1*(1), 18-32. https://doi.org/10.1521/ijct.2008.1.1.18

Lee, S. Y., & Olszewski-Kubilius, P. (2006). The emotional intelligence, moral judgment, and leadership of academically gifted adolescents. *Journal for the Education of the Gifted, 30*(1), 29-67.

Lima, M., & Abigail (2011). *Posso ser? Dinâmicas grupais em torno na personalidade e do envelhecimento*. MinervaCoimbra.

Linley, P. A., Nielsen, K. M., Gillett, R., & Biswas-Diener, R. (2010). Using signature strengths in pursuit of goals: Effects on goal progress, need satisfaction, and well-being, and implications for coaching psychologists. *International Coaching Psychology Review*, *5*(1), 6-15.

Littman-Ovadia, H., & Lavy, S. (2012). Character strengths in Israel. *European Journal of Psychological Assessment*, *28*(1), 41-50. https://doi.org/10.1027/1015-5759/a000089

Lopes, J., Oliveira, C., Reed, L., & Gable, R. A. (2013). Character education in Portugal. *Childhood Education, 89*(5), 286-289. https://doi.org/10.1080/00094056.2013.830880

Lopez, S. J., Magyar-Moe, J. L., Petersen, S. E., Ryder, J. A., Krieshok, T. S., O'Byrne, K. K., ... Fry, N. A. (2006). Counseling psychology's focus on positive aspects of human functioning. *The Counseling Psychologist, 34*(2), 205-227. https://doi.org/10.1177/0011000005283393

Macdonald, C., Bore, M., & Munro, D. (2008). Values in action scale and the Big 5: An empirical indication of structure. *Journal of Research in Personality, 42*(4), 787–799. https://doi.org/10.1016/j.jrp.2007.10.003

Martins, A. P. V. (2013). Bondade, substantivo feminino: esboço para uma história da benevolência e da feminilização da bondade. *História: Questões & Debates*, *59*(2).

Maslow, A. H. (1954). *Motivation and personality*. Harper & Row Publishers.

McAdams, D. P., & Pals, J. L. (2006). A new Big Five: fundamental principles for an integrative science of personality. *American psychologist*, *61*(3), 204. https://doi.org/10.1037/0003-066X.61.3.204

McCrae, R. R., Costa, P. T., Lima, M. P., Simões, A., Ostendorf, F., Angleitner, A., ... & Chae, J. H. (1999). Age differences in personality across the adult life span: parallels in five cultures. *Developmental psychology*, *35*(2), 466-477. https://doi.org/10.1037/0012-1649.35.2.466

McCullough, M. E., Root, L. M., & Cohen, A. D. (2006). Writing about the benefits of an interpersonal transgression facilitates forgiveness. *Journal of Consulting and Clinical Psychology, 74*(5), 887-897.https://doi.org/10.1037/0022-006X.74.5.887

McCullough, M. E., & Snyder, C. R. (2000). Classical sources of human strength: Revisiting an old home and building a new one. *Journal of Social and Clinical Psychology*, *19*(1), 1-10. https://guilfordjournals.com/doi/10.1521/jscp.2000.19.1.1

McGhee, P. E. (2010). *Humor as survival training for a stressed-out world: The 7 humor habits program*. Author House.

McGrath, R. E. (2014). Character strengths in 75 nations: An update. *The Journal of Positive Psychology*, *10*(1), 41-52. https://doi.org/10.1080/17439760.2014.888580

Meevissen, Y. M., Peters, M. L., & Alberts, H. J. (2011). Become more optimistic by imagining a best possible self: Effects of a two week intervention. *Journal of Behavior Therapy and Experimental Psychiatry*, *42*(3), 371-378. https://doi.org/10.1016/j.jbtep.2011.02.012

Miller, A. (2008). A critique of Positive Psychology—or 'the new science of happiness'. *Journal of Philosophy of Education*, *42*(3-4), 591-608. https://doi.org/10.1111/j.1467-9752.2008.00646.x

Morales-Sánchez, R., & Cabello-Medina, C. (2015). Integrating character in management: virtues, character strengths, and competencies. *Business Ethics: A European Review*, *24*(2), 156-174. https://doi.org/10.1111/beer.12104

Muraven, M., Baumeister, R. F., & Tice, D. M. (1999). Longitudinal improvement of self-regulation through practice: Building self-control strength through repeated exercise. *The Journal of Social Psychology*, *139*(4), 446-457. https://doi.org/10.1080/00224549909598404

Myers, D. G., & Diener, E. (1995). Who is happy?. *Psychological Science*, *6*(1), 10–19. https://www.jstor.org/stable/40062870

Najderska, M., & Cieciuch, J. (2018). The Structure of Character Strengths: Variable- and Person-Centered Approaches. *Frontiers in Psychology*, *9*(153), 1-12. https://doi.org/10.3389/fpsyg.2018.00153

Nelis, D., Quoidbach, J., Mikolajczak, M., & Hansenne, M. (2009). Increasing emotional intelligence: (How) is it possible?. *Personality and individual differences*, *47*(1), 36-41. https://doi.org/10.1016/j.paid.2009.01.046

Nicholson, I. A. (1998). Gordon Allport, character, and the" culture of personality," 1897–1937. *History of Psychology*, *1*(1), 52-68. http://psycnet.apa.org/fulltext/1998-00831-004.pdf

Niemiec, R. M. (2017). *Character Strenghts Interventions: A Field Guide for Practitioners*. Hogrefe Publishing.

Noronha, A. P. P., & Barbosa, A. J. G. (2016). Forças e virtudes: Escala de forças de caráter. In C. S. Hutz (Org.), *Avaliação em Psicologia Positiva - Técnicas e Medidas* (pp. 21-43). Hogrefe.

Noronha, A. P. P., & Batista, H. H. V. (2020a). Análise da estrutura interna da Escala de Forças de Caráter. *Ciencias Psicológicas*, *14*(1): e-2150. https://doi.org/10.22235/cp.v14i1.2150.

Noronha, A. P. P., & Batista, H. H. V. (2020b). Relações entre forças de caráter e autorregulação emocional em universitários brasileiros. *Revista Colombiana de Psicología, 29*(1), 73-86. https://doi.org/10.15446/rcp.v29n1.72960

Noronha, A. P. P., & Campos, R. R. F. (2018). Relationship between character strengths and personality traits. *Estudos de Psicologia (Campinas), 35*(1), 29-37. https://doi.org/10.1590/1982-02752018000100004

Noronha, A. P. P., Dellazzana-Zanon, L. L., & Zanon, C. (2015). Internal Structure of the Characters Strengths Scale in Brazil. *Psico-USF, 20*(2), 229-235. http://dx.doi.org/10.1590/1413-82712015200204

Noronha, A. P. P., & Martins, D. D. F. (2016). Associações entre forças de caráter e satisfação com a vida: estudo com universitários. *Acta Colombiana de Psicología, 19*(2), 83-89. https://doi.org/10.14718/ACP.2016.19.2.5

Noronha, A. P. P., & Zanon, C. (2018). Strenghts of Character of Personal Growth: Structure and Relations with the Big Five in the Brazilian Context. *Paidéia (Ribeirão Preto), 28* e2822. http://dx.doi.org/10.1590/1982-4327e2822

Nusbaum, E. C., Silvia, P. J., & Beaty, R. E. (2014). Ready, set, create: What instructing people to "be creative" reveals about the meaning and mechanisms of divergent thinking. *Psychology of Aesthetics, Creativity, and the Arts, 8*(4), 423-432. http://dx.doi.org/10.1037/a0036549

Oliveira, J. A. G. (2010). *Terapia de esperança: uma intervenção grupal que visa promover a esperança de idosos institucionalizados* (Dissertação de Mestrado). Faculdade de Psicologia e de Ciências da Educação, Universidade de Coimbra, Coimbra.

Oliveira, C. D., Nunes, M. F. O., Legal, E. J., & Noronha, A. P. P. (2016). Bem-Estar Subjetivo: estudo de correlação com as Forças de Caráter. *Avaliação Psicológica, 15*(2), 177-185. https://doi.org/10.15689/ap.2016.1502.06

Oman, D., & Thoresen, C. E. (2007). How does one learn to be spiritual? The neglected role of spiritual modeling in health. In T. G. Plante & C. E. Thoresen (Eds.), *Spirit, science and health: How the spiritual mind fuels physical wellness* (pp. 39-54). Praeger.

Otake, K., Shimai, S., Ikemi, A., Utsuki, N., Peterson, C., & Seligman, M. E. (2005). Development of the Japanese version of the Values In Action Inventory of Strengths (VIA-IS). *Shinrigaku kenkyu: The Japanese journal of psychology, 76*(5), 461-467. https://doi.org/10.4992/jjpsy.76.461

Otake, K., Shimai, S., Tanaka-Matsumi, J., Otsui, K., & Fredrickson, B. L. (2006). Happy people become happier through kindness: A counting kindnesses intervention. *Journal of Happiness Studies*, *7*(3), 361-375. https://doi.org/10.1007/s10902-005-3650-z

Padesky, C. A., & Mooney, K. A. (2012). Strengths-based Cognitive-Behavioural Therapy: a four-step model to build resilience. *Clinical Psychology and Psychotherapy*, *19*, 283-290. https://doi.org/10.1002/cpp.1795

Paludo, S. S., & Koller, S. H. (2007) Psicologia Positiva: uma nova abordagem para antigas questões. *Paidéia*, *17*(36), 9-20. http:// dx.doi.org/10.1590/S0103-863X2007000100002

Park, N. (2009). Character Strengths (VIA). In S. J. Lopez (Ed.), *The Encyclopedia of Positive Psychology* (Vol. 2) (pp. 135-141). Blackwell Publishing.

Park, N., & Peterson, C. (2003). Assessment of character strengths among youth: the Values in Action Inventory of strengths for youth. In *Indicators of Positive Development Conference* **(pp. 1-31). Washington, DC.**

Park, N., & Peterson, C. (2006a). Character strengths and happiness among young children: Content analysis of parental descriptions. *Journal of Happiness Studies*, *7*, 323-341. https://doi.org/10.1007/s10902-005-3648-6

Park, N., & Peterson, C. (2006b). Moral competence and character strengths among adolescents: The development and validation of the Values in Action Inventory of Strengths for Youth. *Journal of Adolescence*, *29*, 891–909. https://doi.org/10.1016/j.adolescence.2006.04.011

Park, N., & Peterson, C. (2009). Character strengths: research and practice. *Journal of College & Character*, *10*(4), 1-11. https://doi.org/10.2202/1940-1639.1042

Park, N., Peterson, C., & Seligman, M. E. (2004). Strengths of character and well–being. *Journal of Social and Clinical Psychology*, *23*(5), 603-619. http://citeseerx.ist.psu.edu/viewdoc/download?doi=10.1.1.473.1295&rep=rep1&type=pdf

Park, N., Peterson, C., & Seligman, M. E. (2006). Character strengths in fifty-four nations and the fifty US states. *The Journal of Positive Psychology*, *1*(3), 118-129. https://doi.org/10.1080/17439760600619567

Peterson, C. (2006). *A primer in positive psychology*. Oxford University Press.

Peterson, C., & Park, N. (2009). Classifying and measuring strengths of character. In C. R. Snyder & S. J. Lopez (Eds.), *Oxford handbook of positive psychology* (2nd ed., pp. 25-33). Oxford University Press.

Peterson, C., & Park, N. (2013). Character strengths and the life of meaning. In P. Wong (Ed.), *The Human Quest for Meaning: Theories, Research, and Applications* (pp. 277-294). Routledge.

Peterson, C., Park, N., Pole, N., D'Andrea, W., & Seligman, M. E. P. (2008). Strengths of character and posttraumatic growth. *Journal of Traumatic Stress, 21*(2), 214-217. https://doi.org/10.1002/jts

Peterson, C., & Seligman, M. E. P. (2003). Character strengths before and after September 11. *Psychological Science, 14*(4), 381-384. https://doi.org/10.1111/1467-9280.24482

Peterson, C., & Seligman, M. E. P. (2004). *Character strengths and virtues: a handbook and classification.* American Psychological Association.

Pressman, S. D., Kraft, T. L., & Cross, M. P. (2015). It's good to do good and receive good: The impact of a 'pay it forward'style kindness intervention on giver and receiver well-being. *The Journal of Positive Psychology, 10*(4), 293-302. https://doi.org/10.1080/17439760.2014.965269

Proyer, R. T., Ruch, W., & Buschor, C. (2012). Testing strengths-based interventions: a preliminary study on the effectiveness of a program targeting curiosity, gratitude, hope, humor, and zest for enhancing life satisfaction. *Journal of Happiness Studies,14*(1), 275-292. https://doi.org/10.1007/s10902-012-9331-9

Proyer, R. T., Sidler, N., Weber, M., & Ruch, W. (2012). A multi-method approach to studying the relationship between character strengths and vocational interests in adolescents. *International Journal for Educational and Vocational Guidance, 12*(2), 141-157. https://doi.org/10.1007/s10775-012-9223-x

Pury, C. L. S. (2008). Can courage be learned? In S. J. Lopez (Ed.), *Positive Psychology: Exploring the best in people* (pp. 109-130). Praeger Publishers.

Ramírez, E., Ortega, A. R., Chamorro, A., & Colmenero, J. M. (2014). A program of positive intervention in the elderly: memories, gratitude and forgiveness. *Aging & Mental Health, 18*(4), 463-70. https://doi.org/10.1080/13607863.2013.856858

Ribeiro, L. I. O. (2011). *Positividade: intervenção em grupo com pessoas idosas* (Dissertação de Mestrado). Faculdade de Psicologia e de Ciências da Educação, Universidade de Coimbra, Coimbra.

Rich, G. J. (2009). Character Education. In S. J. Lopez (Ed.), *The Encyclopedia of Positive Psychology* (Vol. 2) (pp. 129-135). Blackwell Publishing.

Rogers, C. (1954). Toward a theory of creativity. *ETC: A Review of General Semantics, 11*(4), 249-260. http://www.jstor.org/stable/42581167

Ruch, W., Martínez-Martí, M. L., Proyer, R. T., & Harzer, C. (2014). The character strengths rating form (CSRF): development and initial assessment of a 24-Item rating scale to assess character strengths. *Personality and Individual Differences*, *68*, 53-58. http://dx.doi.org/10.1016/j.paid.2014.03.042

Ruch, W., Proyer, R. T., Harzer, C., Park, N., Peterson, C., & Seligman, M. E. (2010). Values in action inventory of strengths (VIA-IS): adaptation and validation of the German version and the development of a peer--rating form. *Journal of individual differences*, *31*(3), 138-149. https://doi.org/10.1027/1614-0001/a000022

Ryan, R. M., Weinstein, N., Bernstein, J., Brown, K. W., Mistretta, L., & Gagne, M. (2010). Vitalizing effects of being outdoors and in nature. *Journal of Environmental Psychology*, *30*(2), 159-168. https://doi.org/10.1016/j.jenvp.2009.10.009

Sandage, S., & Worthington Jr, E. (2010). Comparison of two group interventions to promote forgiveness: Empathy as a mediator of change. *Journal of Mental Health Counseling*, *32*(1), 35-57. https://doi.org/10.17744/mehc.32.1.274536n518571683

Saucier, G., & Srivastava, S. (2015). What makes a good structural model of personality? Evaluating the Big Five and alternatives. *Handbook of Personality and Social Psychology*, *4*, 283-305. http://dx.doi.org/10.1037/14343-013

Schutte, N. S., & Malouff, J. M. (2011). Emotional intelligence mediates the relationship between mindfulness and subjective well-being. *Personality and Individual Differences*, *50*(7), 1116-1119. https://doi.org/10.1016/j.paid.2011.01.037

Schutte, N. S., & Malouff, J. M. (2018). The Impact of Signature Character Strengths Interventions: A Meta-analysis. *Journal of Happiness Studies*, 1-18. https://doi.org/ 10.1007/s10902-018-9990-2

Scott, G., Leritz, L. E., & Mumford, M. D. (2004). The effectiveness of creativity training: A quantitative review. *Creativity Research Journal*, *16*(4), 361-388. https://do.org/10.1080/10400410409534549

Seibel, B. L., DeSousa, D., & Koller, S. H. (2015). Adaptação Brasileira e Estrutura Fatorial da Escala 240-item VIA Inventory of Strengths. *Psico-USF, 20*(3), 371-383. http://dx.doi.org/10.1590/1413-82712015200301

Seligman, M. E. P. (1991). *Learned optimism*. Knopf.

Seligman, M. E. P. (1998). Building human strength: Psychology's forgotten mission. *APA Monitor*, 29(1), 2. https://nonopp.com/ar/Psicologia/00/pres.htm

Seligman, M. E. P. (1999). The president's address. *American Psychologist, 54*, 559-562. https://www.sas.upenn.edu/psych/seligman/aparep98.htm

Seligman, M. E. P. (2007). *What you can change... and what you can't: The Complete Guide to Successful Self-Improvement*. Nicholas Brealey Publishing.

Seligman, M. E. P. (2009). *Felicidade autêntica: usando a Psicologia Positiva para a realização permanente*. Objetiva.

Seligman, M. E. P., & Csikszentmihalyi, M. (2000). Positive psychology: An introduction. *American Psychologist, 55*(1), 5-14. https://doi.org/10.1037/0003-066X.55.1.5

Seligman, M. E. P., & Peterson, C. (2003). Positive clinical psychology. In L. G. Aspinwall & U. M. Staudinger (Eds.), *A psychology of human strengths: Fundamental questions and future directions for a positive psychology* (pp. 305–317). American Psychological Association.

Seligman, M. E. P., Steen, T. A., Park, N., & Peterson, C. (2005). Positive Psychology progress: empirical validation of interventions. *American Psychologist, 60*(5), 410–421. https://doi.org/10.1037/0003-066X.60.5.410

Selvam, S. G. (2015). Positive Psychology's Character Strengths in Addiction-Spirituality Research: A Qualitative Systematic Literature Review. *The Qualitative Report, 20*(4), 376-405. https://nsuworks.nova.edu/tqr/vol20/iss4/2

Sheldon, K. M., Ryan, R. M., Rawsthorne, L. J., & Ilardi, B. (1997). Trait self and true self: Cross-role variation in the Big-Five personality traits and its relations with psychological authenticity and subjective well-being. *Journal of Personality and Social Psychology, 73*(6), 1380-1393. http://dx.doi.org/10.1037/0022-3514.73.6.1380

Shryack, J., Steger, M., Krueger, R., & Kallie, C. (2010). The structure of virtue: An empirical investigation of the dimensionality of the virtues in action inventory of strengths. *Personality and Individual Differences, 48*(6), 714–719. https://doi.org/10.1016/j.paid.2010.01.007

Silva, I. B., & Nakano, T. C. (2011). Modelo dos cinco grandes fatores da personalidade: análise de pesquisas. *Avaliaçao Psicologica: Interamerican Journal of Psychological Assessment*, *10*(1), 51-62.

Sims, A., Barker, C., Price, C., & Fornells-Ambrojo, M. (2015). Psychological impact of identifying character strengths in people with psychosis. *Psychosis*, *7*(2), 179-182. https://doi.org/10.1080/17522439.2014.925485

Sin, N. L., & Lyubomirsky, S. (2009). Enhancing well-being and alleviating depressive symptoms with positive psychology interventions: A practice-friendly meta-analysis. *Journal of Clinical Psychology*, *65*(5), 467-487. https://di.org/10.1002/jclp.20593

Singh, K., & Choubisa, R. (2010). Empirical validation of Values in Action-Inventory of Strengths (VIA-IS) in Indian context. *Psychological Studies*, *55*(2), 151-158. https://doi.org/10.1007/s12646-010-0015-4

Son, V., Jackson, B., Grove, J. R., & Feltz, D. L. (2011). "I am" versus "we are": Effects of distinctive variants of self-talk on efficacy beliefs and motor performance. *Journal of Sports Sciences*, *29*(13), 1417-1424. https://doi.org/10.1080/02640414.2011.593186

Stadler, G., Oettingen, G., & Gollwitzer, P. M. (2010). Intervention effects of information and self-regulation on eating fruits and vegetables over two years. *Health Psychology*, *29*(3), 274-283. http://dx.doi.org/10.1037/a0018644

Summer-Armstrong, C. & Newcombe, P., & Martin, R. (2008). A qualitative investigation into leader behavioural flexibility. *Journal of Management Development*, *27*(8), 843-857. http://doi.org/10.1108/02621710810895668

Terman, L. M., Buttenwieser, P., Ferguson, L. W., Johnson, W. B., & Wilson, D. P. (1938). *Psychological factors in marital happiness*. McGraw-Hill.

Titus, C. S. (2012). Thomas Aquinas and Positive Psychology: A Catholic Approach to the Use of the Virtues in Psychology. In *Biennial Conference of the Society for Christian Psychology*. Virginia Beach, Virgínia/US.

Tomlinson-Clarke, S. M., & Georges, C. M. (2014). "DSM-5": A Commentary on Integrating Multicultural and Strength-Based Considerations into Counseling Training and Practice. *Professional Counselor*, *4*(3), 272-281. https://doi.org/10.15241/stc.4.3.272

Vaillant, G. E. (1984). A debate on DSM-III: The disadvantages of DSM-III outweigh its advantages. *American Journal of Psychiatry*, *141*, 542-545. https://ajp.psychiatryonline.org/doi/abs/10.1176/ajp.141.4.542

vanOyen Witvliet, C., DeYoung, N. J., Hofelich, A. J., & DeYoung, P. A. (2011). Compassionate reappraisal and emotion suppression as alternatives to offense-focused rumination: Implications for forgiveness and psychophysiological well-being. *The Journal of Positive Psychology*, *6*(4), 286-299. https://doi.org/10.1080/17439760.2011.577091

Weick, M., & Guinote, A. (2010). How long will it take? Power biases time predictions. *Journal of Experimental Social Psychology*, *46*(4), 595-604. https://doi.org/10.1016/j.jesp.2010.03.005

Wenzel, A. (2018). *Inovações em Terapia Cognitivo-Comportamental: intervenções estratégicas para uma prática criativa*. Artmed.

West, B. J., Patera, J. L., & Carsten, M. K. (2009). Team level positivity: Investigating positive psychological capacities and team level outcomes. *Journal of Organizational Behavior: The International Journal of Industrial, Occupational and Organizational Psychology and Behavior*, *30*(2), 249-267. https://doi.org/10.1002/job.593

Wood, A. M., Joseph, S., & Maltby, J. (2009). Gratitude predicts psychological well-being above the Big Five facets. *Personality and Individual Differences*, *46*(4), 443-447. https://doi.org/10.1016/j.paid.2008.11.012

Wood, A. M., & Tarrier, N. (2010). Positive clinical psychology: A new vision and strategy for integrated research and practice. *Clinical Psychology Review*, *30*(7), 819-829. https://doi.org/10.1016/j.cpr.2010.06.003

World Health Organization. (1990). International classification of diseases and related health problems (10th ed.). Author.

Worthington, E. L. (2007). *Humility: the quiet virtue*. Templeton Foundation Press.

Yeager, D. S., Henderson, M. D., Paunesku, D., Walton, G. M., D'Mello, S., Spitzer, B. J., & Duckworth, A. L. (2014). Boring but important: A self-transcendent purpose for learning fosters academic self-regulation. *Journal of Personality and Social Psychology*, *107*(4), 559-580. http://dx.doi.org/10.1037/a0037637

APÊNDICES

APÊNDICE A — **CORAGEM**

A virtude Coragem abrange forças de caráter que facilitam a superação do medo. Essas forças podem se manifestar interna ou externamente, uma vez que são compostas por cognições, emoções e comportamentos.

BRAVURA (CORAGEM, VALENTIA)

LEMA

Enfrente o que você tem medo.

DEFINIÇÃO

Trata-se da capacidade de fazer o que precisa ser feito, apesar de medo, ameaça, desafio, dificuldade ou dor; falar o que é certo, mesmo que haja oposição; agir de acordo com as próprias convicções, ainda que impopulares. Considera-se como sendo uma ação de bravura se, ao fim, tiver um propósito mais elevado. Assim, uma ação que visa fins dignos é considerada mais corajosa do que uma ação simplesmente arriscada.

ESSÊNCIA

Enfrente. Confronte medos e adversidades. Dê um passo à frente e aja.

DIMENSÕES

As dimensões mais características da Bravura são a valentia e a bravura física, psicológica e moral. Força a ser aplicada, além do domínio das batalhas, para dizer ou fazer o que é correto, para enfrentar uma doença terminal com equanimidade, para resistir à pressão dos pares sobre um caminho moralmente questionável, entre outros. Pode-se pensar em três subtipos de Bravura, sendo que o indivíduo pode possuir um ou uma combinação deles: Bravura Física (como a praticada por bombeiros, policiais e soldados); Bravura Psicológica (como enfrentar aspectos dolorosos em si) e Bravura Moral (como defender o que é certo, mesmo que seja uma opinião desfavorável para um grupo).

MAIORES CORRELAÇÕES

Bravura apresenta correlações mais positivas com Perspectiva, Inteligência Social, Honestidade, Criatividade e Esperança.

EXERCÍCIOS E INTERVENÇÕES

- Identifique uma área em que você geralmente evita confrontos. Pratique as frases, os tons e os comportamentos que lhe permitirão enfrentar efetivamente a situação da próxima vez.
- Não tenha medo de fazer amizade com alguém diferente, mas positivo.
- Concentre-se nos resultados dos atos corajosos; por exemplo, pensar na pessoa que será ajudada, lembrar-se da bondade da ação ou pensar em uma obrigação para agir (Pury, 2008).
- Nomeie outros (ou a si) como corajoso(s) ou corajosa(s). Caso haja razão apropriada para fazer essa observação, é uma maneira de impulsionar a bravura psicológica (Hannah, Sweeney, & Lester, 2007).

DESTAQUES DE PESQUISAS

- A coragem geral, ou seja, algo que seria corajoso para qualquer um, está mais associada à presença de forças do que a coragem pessoal, isto é, algo corajoso para o indivíduo, como enfrentar um medo de altura.
- Diminuir a ansiedade ajuda no aumento da capacidade de tolerar situações ambíguas.
- A Bravura ajuda no desenvolvimento da resiliência à medida que os desafios são superados e as habilidades de enfrentamento ativas são construídas.

TEMAS SITUACIONAIS

Os principais temas situacionais são autoestima e autoconfiança.

AFIRMAÇÕES COM AS QUAIS PESSOAS QUE TÊM BRAVURA SE IDENTIFICAM:

1. Eu comumente me posiciono de forma clara frente à oposições.
2. Eu nunca hesito em expressar publicamente uma opinião que não seja popular.
3. Sinto que preciso defender aquilo em que acredito mesmo se os resultados sejam negativos.
4. Sou uma pessoa corajosa.

HONESTIDADE (AUTENTICIDADE, INTEGRIDADE)

LEMA

Diga a verdade às pessoas e a si.

DEFINIÇÃO

Trata-se da capacidade de ser verdadeiro, isto é, falar a verdade, responsabilizar-se pelos próprios sentimentos e ações, colhendo benefícios ao fazê-lo. Essa força envolve a representação precisa de seus estados internos, suas intenções e seus compromissos, tanto públicos quanto privados. Está frequentemente ligada à autoconcordância, ou seja, até que ponto seus objetivos representam com precisão seus interesses e valores implícitos.

ESSÊNCIA

Seja verdadeiro com você e autêntico com os outros.

DIMENSÕES

As dimensões mais características da Honestidade são a autenticidade e integridade. A autenticidade se refere à apresentação genuína de si para os outros, enquanto a integridade está relacionada à coerência moral, ou seja, ser uma "pessoa verdadeira" consigo e com os outros.

MAIORES CORRELAÇÕES

Honestidade apresenta correlações mais positivas com Perseverança, Perspectiva, Bondade, Justiça e Bravura.

EXERCÍCIOS E INTERVENÇÕES

- Dê um *feedback* construtivo, direto e autêntico na próxima vez que lhe pedirem conselhos,

- Honre seus compromissos em todas as suas relações. Se você concordar em fazer algo ou combinar um horário para se encontrar com alguém, seja confiável e vá.
- Incentive os outros, sempre que possível, a se comportarem com um senso completo de escolha e autoexpressão autêntico/honesto (Sheldon, Ryan, Rawsthorne, & Ilardi, 1997).
- Encoraje as pessoas a se expressarem consistentemente nos diversos ambientes e funções, em vez de agir de uma maneira particular em casa e muito diferente no trabalho (Sheldon et al., 1997).
- Separe algum tempo do seu dia, seja 10 minutos ou mais, e pense, calmamente, em seus valores, ideais e objetivos (passados ou atuais). Reflita por um tempo sobre eles. Você tem vivido e agido de acordo com seus valores e seus ideais? Você tem tentado alcançar suas metas? São metas que você traçou, ou objetivos que foram impostos a você pela família, pela sociedade, etc.? Gaste um tempinho com esse tipo de reflexão ao longo dos dias.

DESTAQUES DE PESQUISAS

- Correlaciona-se positivamente com a autoconcordância à medida que seus objetivos representam com precisão seus interesses e valores implícitos.
- Trata-se de uma das cinco forças de caráter mais endossadas em todo o mundo.
- Permite uma autoavaliação mais precisa de suas intenções e compromissos, tanto para os outros quanto para você.

TEMAS SITUACIONAIS

Um dos principais temas situacionais é assertividade.

AFIRMAÇÕES COM AS QUAIS PESSOAS QUE TÊM HONESTIDADE SE IDENTIFICAM:

1. Acho mais importante ser eu mesmo do que ser popular.
2. Dizer a verdade faz com que as coisas funcionem.
3. Eu nunca iria mentir apenas para conseguir algo que eu queria.
4. Tenho certos valores que guiam minha vida e dão sentido a ela.
5. Acho importante ser honesto com os meus sentimentos.
6. Eu não gosto de pessoas falsas que fingem ser o que não são.

PERSEVERANÇA (PERSISTÊNCIA, DILIGÊNCIA)

LEMA

Não desista.

DEFINIÇÃO

Trata-se da capacidade de finalizar o que foi iniciado, persistir apesar dos obstáculos e reunir vontade de realizar frente aos impulsos contrários. Nessa força, o que ameaça a ação não é o medo, mas sim a procrastinação, o tédio, a frustração, a dificuldade, o desânimo, ou mesmo a tentação de fazer algo mais fácil e agradável.

ESSÊNCIA

Continue. Supere os obstáculos.

DIMENSÕES

As dimensões mais características da Perseverança são a assiduidade e a persistência. Elas abrangem o esforço para iniciar uma tarefa e a dedicação para mantê-la ativa, isto é, dedicar-se à atividade e ter persistência.

MAIORES CORRELAÇÕES

Perseverança apresenta correlações mais positivas com Autorregulação, Honestidade, Esperança, Vitalidade e Bravura.

EXERCÍCIOS E INTERVENÇÕES

- Defina cinco pequenos objetivos semanais. Divida-os em etapas práticas, cumpra-os a tempo e monitore seu progresso por semana.
- Mantenha uma lista de coisas a fazer e atualize-a regularmente.
- Escolha uma pessoa que você considere modelo de Perseverança e determine como você pode "seguir seus passos".
- Adapte-se e continue. Adaptar-se quando confrontado com eventos negativos é crucial na construção da Perseverança. Um fator importante para determinar se uma pessoa vai se adaptar ou não é a sua capacidade de fazer (re)avaliações positivas de eventos adversos, ou seja, praticar olhar o bom, positivo, significante e/ou que pode ser aprendido, que mantém a ideia de "continue" (Diener, Lucas, & Scollon, 2006).
- Mantenha o foco, o esforço e a energia colocada em uma tarefa ou situação desafiadora, em vez de se concentrar no resultado desejado. Em outras palavras, distinga entre baixo esforço e baixa capacidade, autorreforçando seu esforço (Dweck, 2006; Peterson & Seligman, 2004).

DESTAQUES DE PESQUISAS

- A Perseverança envolve dois vetores: o esforço direcionado para uma tarefa e a persistência para continuar essa tarefa. Assim, ela é uma das forças de caráter mais associadas a uma vida engajada.

- A Perseverança é relacionada ao sucesso e a vários tipos de realização, sendo que esse resultado tem sido observado repetidamente em estudos.

TEMAS SITUACIONAIS

Um dos principais temas situacionais é a motivação, especialmente a intrínseca, e a autoeficácia.

AFIRMAÇÕES COM AS QUAIS PESSOAS QUE TÊM PERSEVERANÇA SE IDENTIFICAM:

1. Eu não abandono uma tarefa antes de seu término.
2. Eu termino o que começo.
3. Eu finalizo as coisas apesar dos obstáculos no caminho.
4. Não desisto.
5. Mantenho o que quer que eu tenha decidido fazer.

VITALIDADE (ENTUSIASMO, VIGOR, ENERGIA)

LEMA

Faça o que te mantém "vivo" e animado.

DEFINIÇÃO

Trata-se da sensação de estar vivo e cheio de entusiasmo. É uma força dinâmica que está diretamente relacionada ao bem-estar físico e psicológico, podendo ser expressa tanto nas atividades individuais quanto no convívio social, contagiando as pessoas ao redor. É uma das forças que constituem a virtude Coragem por ser mais notável e louvável quando exibida em circunstâncias difíceis e potencialmente desanimadoras.

ESSÊNCIA

Entusiasmo pela vida.

DIMENSÕES

As dimensões mais características da Vitalidade são vigor e energia. A Vitalidade se refere a uma experiência de energia e vigor que se manifesta por meio de aspectos físicos e mentais. Assim, pode ser considerada a energia do corpo e da mente.

MAIORES CORRELAÇÕES

Vitalidade apresenta correlações mais positivas com Esperança, Curiosidade, Gratidão, Perseverança e Humor.

EXERCÍCIOS E INTERVENÇÕES

- Melhore sua higiene do sono (p. ex., estabelecendo tempo de sono regular, comendo cerca de três horas antes de dormir, evitando fazer qualquer trabalho na cama, não ingerindo cafeína no final da noite etc.). Observe as alterações no seu nível de energia.
- Faça uma atividade física habitualmente (como andar de bicicleta, correr e praticar esportes) ou algo que você gostaria de fazer (p.ex., cantar), mas ainda não fez.
- Ligue para um amigo antigo e relembre bons e velhos tempos.
- Compartilhe frequentemente eventos positivos com outras pessoas. Pesquisas revelaram que compartilhar eventos positivos com os outros, quando comparado com não compartilhar, aumenta a energia e a vitalidade, bem como partilhá-los com mais frequência se relacionou a uma maior vitalidade após três semanas (Lambert, Gwinn, Fincham, & Stillman, 2011).

- Faça pausas ao ar livre e organize seu dia para passar algum tempo em contato com a natureza. Sair, especialmente em direção à natureza, aumenta o entusiasmo e a vitalidade (Ryan et al., 2010).
- Adicione atividades de diferentes áreas à rotina diária, como esportes, contato social e tarefas desafiadoras. Complete um cronograma e descreva essas atividades "extras" (Proyer, Ruch, & Buschor, 2012).

DESTAQUES DE PESQUISAS

- A Vitalidade constitui uma das duas principais forças de caráter mais associadas à satisfação com a vida. Contudo, é uma das forças menos endossadas em todo o mundo. Relaciona-se fortemente com o engajamento, o significado, os comportamentos de saúde e a satisfação no trabalho.

TEMAS SITUACIONAIS

Dois exemplos de temas situacionais são ânimo e aptidão física.

AFIRMAÇÕES COM AS QUAIS PESSOAS QUE TÊM VITALIDADE SE IDENTIFICAM:

1. Eu "me sinto vivo".
2. Eu tenho energia.
3. Eu me sinto energizado.
4. Eu me sinto cheio de vitalidade.
5. Eu raramente me sinto desgastado.

APÊNDICE B — **HUMANIDADE**

Humanidade é a virtude que contempla as forças de caráter que se manifestam nas relações de cuidado com os outros. É formada, portanto, por forças interpessoais.

AMOR

LEMA

Seja caloroso e atento.

DEFINIÇÃO

Trata-se, evidentemente, do amor romântico, mas também, da amizade, do amor entre pais e filhos etc. A força Amor é marcada pela partilha de ajuda, conforto e aceitação, envolvendo fortes sentimentos positivos, compromisso e, até mesmo, sacrifício. Em sua forma mais desenvolvida, o amor ocorre dentro de uma relação recíproca com outra pessoa.

ESSÊNCIA

Zelo genuíno e recíproco.

DIMENSÕES

As dimensões mais características do Amor são amar os outros e ser amado pelos outros. Brevemente, é possível afirmar que essa força abrange a capacidade tanto para dar quanto para receber amor de outras pessoas.

MAIORES CORRELAÇÕES

Amor apresenta correlações mais positivas com Gratidão, Bondade, Vitalidade, Esperança e Inteligência Social.

EXERCÍCIOS E INTERVENÇÕES

- Transmita o amor no trabalho, esforçando-se para entender as pessoas com quem você está trabalhando, descobrindo o que é importante para elas e interagindo com elas regularmente.
- Participe de suas atividades preferidas junto com pessoas que você ama (p. ex., fazer caminhadas, corridas, ir a um parque de diversões, andar de bicicleta, caminhar no parque e/ou acampar).
- Pratique atos amorosos espontaneamente, em momentos que não exijam amplo planejamento, memória ou previsão, como forma de expressar e promover essa força (Kammrath & Peetz, 2011).
- Desenvolva uma prática de meditação em que você conscientemente use seus recursos internos de amor por meio de foco mental, imagens e declarações focando no sentimento e na expressão do amor. Essa prática aumenta a força Amor e está associada a uma série de benefícios mentais e físicos (Cohn & Fredrickson, 2010).

DESTAQUES DE PESQUISAS

- O Amor é uma das cinco forças de caráter mais associadas à satisfação com a vida, sendo uma das mais comuns em crianças muito jovens.
- Facilita a empatia, a tolerância e o perdão nos relacionamentos, o que contribui para a saúde e longevidade dessas relações.

TEMAS SITUACIONAIS

Um dos principais temas situacionais é a sensibilidade.

AFIRMAÇÕES COM AS QUAIS PESSOAS QUE TÊM AMOR SE IDENTIFICAM:

1. Há alguém com quem me sinto livre para ser eu mesmo.
2. Há alguém em quem confio para me ajudar e me apoiar.
3. Há alguém de quem eu não gosto de ficar longe por muito tempo.
4. Há alguém por quem eu faria quase tudo.
5. Há alguém cuja felicidade importa tanto para mim quanto a minha própria felicidade.
6. Há alguém em cuja companhia eu sinto uma profunda alegria.
7. Há alguém por quem sou apaixonado.
8. Há pessoas que me amam.

BONDADE (GENEROSIDADE, COMPAIXÃO, GENTILEZA)

LEMA

Seja prestativo e, se preciso, erre por cuidar.

DEFINIÇÃO

Trata-se da tendência em ser agradável com as pessoas, preocupando-se com o seu bem-estar, realizando boas ações, fazendo favores para os outros, ajudando-os e cuidando deles. A Bondade pode ser um ato fugaz dirigido a estranhos, como ceder o assento em um ônibus para um idoso, ou pode implicar algo mais profundo dentro de uma relação estabelecida, como a doação de um órgão. Essa força inclui o amor altruísta.

ESSÊNCIA

Faça para os outros.

DIMENSÕES

As dimensões mais características da Bondade são generosidade, cuidado, compaixão, altruísmo e gentileza. Indivíduos bondosos acreditam que os outros merecem atenção e afirmação por si mesmos, "simplesmente" pelo fato de serem seres humanos, e não por causa do senso de dever ou princípio.

MAIORES CORRELAÇÕES

Bondade apresenta correlações mais positivas com Gratidão, Cidadania, Liderança, Justiça e Amor.

EXERCÍCIOS E INTERVENÇÕES

- Realize um ato aleatório de bondade a cada dia (p. ex., desacelerar para permitir que um carro entre em sua frente, elogiar um colega do trabalho, comprar um presente para o seu parceiro etc.).
- Diga palavras gentis e suaves para as pessoas ao interagir por e-mail, escrever cartas, falar ao telefone. Sorria ao atender o telefone e soe feliz por ouvir a pessoa do outro lado da linha.
- Leve amigo(s) para um jantar surpresa e pague por isso.
- Mantenha um registro de cada comportamento bondoso que você realizar por dia, escrevendo e contando os atos de bondade ao final do dia (Otake, Shimai, Tanaka-Matsumi, Otsui, & Fredrickson, 2006).
- Ofereça seu tempo como presente para beneficiar uma pessoa para a qual você não planejava dispor de tempo (Gander, Proyer, Ruch, & Wyss, 2013).

- Passe adiante um ato de bondade que traz benefícios para os outros e não gera benefício de volta para você ao observá-lo, transmitindo a outras pessoas esse ato de bondade (Baker & Bulkley, 2014; Pressman, Kraft, & Cross, 2015).

DESTAQUES DE PESQUISAS

- A Bondade é uma das cinco forças de caráter mais prevalente em todo o mundo. Ela ajuda a amenizar os efeitos negativos do estresse e do trauma.
- A autobondade, isto é, a bondade direcionada à própria pessoa, pode ter inúmeros benefícios, incluindo o otimismo, a conexão social e o controle de metas, bem como menos ansiedade, autocrítica e perfeccionismo.

TEMAS SITUACIONAIS

Os principais temas situacionais são empatia e simpatia, raciocínio moral e responsabilidade social.

AFIRMAÇÕES COM AS QUAIS PESSOAS QUE TÊM BONDADE SE IDENTIFICAM

1. Os outros são tão importantes quanto eu.
2. Todos os seres humanos têm o mesmo valor.
3. Ser afetuoso e generoso parece trazer tranquilidade e alegria aos outros.
4. Dar é mais importante do que receber.
5. Fazer o bem para os outros com amor e bondade é a melhor maneira de se viver.
6. Eu não sou o centro do universo, mas parte de uma humanidade.
7. As pessoas que sofrem necessitam de compaixão e cuidados.

8. É importante ajudar a todos, não apenas aos familiares e amigos.

INTELIGÊNCIA SOCIAL (INTELIGÊNCIA EMOCIONAL E INTELIGÊNCIA INTRAPESSOAL)

LEMA

Seja amigável.

DEFINIÇÃO

Trata-se da habilidade de processar informação emocional tanto intrínseca quanto extrínseca. Alguns exemplos são entender e administrar as próprias emoções, identificar conteúdo emocional nas expressões e nos gestos dos outros e utilizar essas informações a fim de facilitar as interações.

ESSÊNCIA

Sintonizado, então competente emocional e socialmente.

DIMENSÕES

As dimensões mais características da Inteligência Social são a inteligência emocional e a inteligência intrapessoal. Esse grupo de inteligências se refere às informações "quentes" da vida, como sentimentos, motivação e desempenho. Logo, essa força contempla as dimensões social, intrapessoal e emocional da inteligência. A ideia de inteligência social está relacionada à capacidade de entender e gerenciar atitudes para agir com sabedoria nas relações humanas. A inteligência intrapessoal é mais focada internamente. Por outro lado, a inteligência emocional envolve perceber emoções nos relacionamentos, compreender as próprias relações emocionais com os outros, bem como os significados das emoções nesses relacionamentos.

MAIORES CORRELAÇÕES

Inteligência Social apresenta correlações mais positivas com Perspectiva/Sabedoria, Liderança, Bravura, Humor e Vitalidade.

EXERCÍCIOS E INTERVENÇÕES

- Pratique perceber, nomear e expressar emoções. Depois de tomar consciência de uma emoção, nomeie-a e, se apropriado, expresse-a para outra pessoa.
- Escreva cinco sentimentos pessoais percebidos diariamente, por quatro semanas, e monitore os padrões.
- Assista a um programa de televisão ou filme favorito silenciado e escreva os sentimentos observados.
- Pratique a identificação de uma variedade de emoções à medida que elas ocorrem dentro de você e expresse-as de maneira equilibrada para os outros (Nelis, Quoidbach, Mikolajczak, & Hansenne, 2009).
- Pratique meditação. A prática da meditação e da inteligência emocional foram associadas cientificamente (Schutte & Malouff, 2011). É possível que a meditação possa ajudar na atenção e nomeação de emoções, bem como a consciência social de comportamentos não-verbais e os detalhes do contexto social.

DESTAQUES DE PESQUISAS

- A Inteligência Social é uma das forças de caráter mais associadas com uma vida prazerosa. É uma força importante que contribui para o comportamento positivo em sala de aula e ajuda a amenizar os efeitos negativos do estresse e do trauma.

TEMAS SITUACIONAIS

Dois dos principais temas situacionais são a empatia e a capacidade de introspecção.

AFIRMAÇÕES COM AS QUAIS PESSOAS QUE TÊM INTELIGÊNCIA SOCIAL SE IDENTIFICAM

1. Eu sei como me portar em situações sociais diversificadas.
2. Possuo a capacidade de me adaptar a qualquer situação.
3. Sou hábil em fazer as outras pessoas se sentirem interessantes.
4. Sou bom em perceber os sentimentos das outras pessoas.
5. Eu sei o que dizer para fazer as pessoas se sentirem bem.

APÊNDICE C — **JUSTIÇA**

A virtude Justiça é composta por forças de caráter que tornam a vida proba, equânime e coletiva. São forças amplamente interpessoais que descrevem a melhor interação entre o indivíduo e um grupo ou uma comunidade.

CIDADANIA (TRABALHO EM EQUIPE, LEALDADE)

LEMA

Trabalhe lado a lado com os outros.

DEFINIÇÃO

Trata-se da identificação e senso de obrigação com um bem comum que inclui a própria pessoa, mas que também se estende para além dos interesses pessoais, abrangendo os interesses dos grupos dos quais é membro. Esse senso de dever para com o grupo é considerado pela pessoa como a forma correta de agir como membro de uma coletividade.

ESSÊNCIA

Participativo, contribuindo para o esforço do grupo.

DIMENSÕES

As dimensões mais características da Cidadania são trabalho em equipe, responsabilidade social, lealdade e generatividade. A ideia de cidadania envolve a responsabilidade com a comunidade. Já a lealdade refere-se à confiança inabalável em um grupo. O patriotismo é a lealdade para com a pátria/nação, sem hostilidade em relação a outras nações. A força Cidadania envolve, também, a ideia de generatividade, isto é, a preocupação em contribuir, para além da própria família, para as gerações futuras, com conhecimento, orientações, trabalho etc.

MAIORES CORRELAÇÕES

Cidadania apresenta correlações mais positivas com Liderança, Bondade, Integridade/Justiça, Amor e Honestidade.

EXERCÍCIOS E INTERVENÇÕES

- Disponha-se para atividades que ajudam outras pessoas, como os trabalhos voluntários. Ajude alguém próximo a você a definir uma meta e, em seguida, verifique periodicamente o progresso dela.
- Comece um "clube do livro" com membros da família, amigos ou colegas. Agende um horário para se encontrarem e discutirem os livros selecionados.
- Incentive o grupo a desenvolver falas positivas sobre ele (e não sobre si) como "vamos nos dar bem", "estamos focados e prontos" e "acreditamos em nossa capacidade" (Son, Jackson, Grove, & Feltz, 2011).
- Incentive os membros para o desenvolvimento de uma mentalidade orientada para a abordagem positiva e proativa (Kilduff & Galinsky, 2013).
- Desenvolva o otimismo, a eficácia coletiva e a resiliência da equipe, incentivando os membros a serem otimistas quanto à probabilidade de sucesso, confiantes em suas capacidades e capazes de se defenderem de contratempos, respectivamente (West, Patera, & Carsten, 2009).

DESTAQUES DE PESQUISAS

- Aqueles que têm a Cidadania elevada experimentam um nível mais alto de confiança social e têm uma visão mais positiva dos outros.
- É uma das forças que predisse menos sintomas depressivos em estudantes do Ensino Médio e se associa positivamente com o comportamento sustentável, definido como o comportamento que visa proteger o ambiente social e físico.

TEMAS SITUACIONAIS

O principal tema situacional é a empatia.

AFIRMAÇÕES COM AS QUAIS PESSOAS QUE TÊM CIDADANIA SE IDENTIFICAM

1. Tenho a responsabilidade de melhorar o mundo em que vivo.
2. Todos deveriam doar um pouco do seu tempo para o bem de sua cidade ou país.
3. Pessoalmente, acho importante trabalhar para corrigir ou diminuir os problemas sociais e as desigualdades econômicas.
4. Para mim, é importante ajudar os que estão em dificuldades.
5. Acho importante estar envolvido em programas para contribuir com o meio ambiente.

INTEGRIDADE (IGUALDADE, JUSTIÇA)

LEMA

Trate as pessoas da maneira que você quer ser tratado.

DEFINIÇÃO

Refere-se à capacidade de tratar as pessoas de maneira semelhante ou idêntica, não permitindo que sentimentos pessoais ou preconceitos interfiram nas decisões sobre os outros. Consiste em dar a todos uma oportunidade justa e estar comprometido com a ideia de que as mesmas regras se aplicam a todos.

ESSÊNCIA

Igualdade de oportunidades para todos.

DIMENSÕES

As dimensões mais características são raciocínio moral, integridade baseada em cuidados e integridade baseada na justiça. Em contraste com a objetividade da "justiça cega" e a lógica abstrata do raciocínio moral, a integridade baseada em cuidados requer a compreensão das particularidades das outras pessoas, mais precisamente suas necessidades, seus interesses e bem-estar, e do relacionamento com elas.

MAIORES CORRELAÇÕES

A Integridade apresenta correlações mais positivas com Liderança, Cidadania, Perdão, Bondade e Honestidade.

EXERCÍCIOS E INTERVENÇÕES

- Faça um automonitoramento para observar se você pensa nas pessoas de outros gêneros, etnias e culturas de forma estereotipada e as trata assim.

- Da próxima vez que você cometer um erro, faça um automonitoramento para ver se você o admite.
- Quando você deparar com questões ou dilemas morais, antes de decidir o que fazer ou julgar o que é certo ou errado, considere: o contexto da situação; as relações das pessoas envolvidas; seus valores e os das pessoas envolvidas, respeitando-os; seus princípios morais, reconhecendo que eles podem ser diferentes dos de outras pessoas; seus sentimentos; e a existência de outros pontos de vista. Levando em conta esses aspectos, você estará mais apto a agir, pensar ou julgar de maneira mais justa (Peterson & Seligman, 2004).
- Aumente sua imparcialidade envolvendo outras pessoas nas decisões que as afetam e permita que outras pessoas discordem e refutem ideias e suposições. Ofereça explicações claras para as decisões finais que são tomadas e garanta a compreensão das expectativas para quaisquer novas regras e políticas (Kim & Mauborgne, 1997).

DESTAQUES DE PESQUISAS

- A Integridade é uma das cinco forças de caráter mais frequentemente endossada em todo o mundo.
- Indivíduos com mentalidade justa têm maior probabilidade de se engajar em comportamentos positivos e prossociais e são menos propensos a se envolverem com comportamentos imorais.
- Três tipos de justiça têm sido investigados: justiça processual (os métodos usados são justos); justiça distributiva (a resolução final é justa); justiça interacional (os indivíduos são tratados com dignidade e respeito quando as políticas e os procedimentos são implementados).

TEMAS SITUACIONAIS

Os principais temas situacionais são empatia, compaixão e tomada de perspectiva do outro.

AFIRMAÇÕES COM AS QUAIS PESSOAS QUE TÊM INTEGRIDADE SE IDENTIFICAM

1. É errado usar as pessoas.
2. Eu tento ser gentil com todos.
3. Todo mundo merece respeito.
4. Estamos todos juntos nisso.
5. Nenhuma pessoa merece ser discriminada por causa da cor de sua pele, sua origem ou orientação sexual.
6. Nós somos responsáveis por nosso próprio comportamento.
7. Mesmo que a sociedade diga que está tudo bem em fazer determinada coisa, eu não faço se a minha consciência não achar certo.

LIDERANÇA

LEMA

Organize e conduza o grupo.

DEFINIÇÃO

Trata-se da habilidade de encorajar o grupo a realizar as atividades enquanto preserva a harmonia entre seus membros, permitindo que todos se sintam incluídos. Reflete a motivação e a capacidade de buscar, obter e desempenhar papéis de liderança em sistemas sociais de forma bem-sucedida.

ESSÊNCIA

Influência positiva em relação aos outros.

DIMENSÕES

Uma possível dimensão é a "liderança informal". É o caso de pessoas que tomam a iniciativa e assumem as rédeas de uma situação atípica. As histórias do "11 de setembro de 2001" estão repletas de exemplos de pessoas sem status oficial de liderança, que lideraram outros indivíduos para fora do *World Trade Center* ou do Pentágono. No Brasil, diversos exemplos de "liderança informal" também foram observados na pandemia de COVID-19.

MAIORES CORRELAÇÕES

Liderança apresenta correlações mais positivas com Integridade/Justiça, Cidadania, Bondade, Inteligência Social e Gratidão.

EXERCÍCIOS E INTERVENÇÕES

- Faça a mediação quando ver duas pessoas discutindo, convidando outras pessoas a compartilharem seus pensamentos e enfatizando a resolução de problemas.
- Lidere uma atividade, atribuição ou projeto e solicite ativamente opiniões dos membros do grupo.
- Leia uma biografia e/ou assista a um filme de seu líder favorito e avalie como ele o inspira do ponto de vista prático.
- Pense em quais características suas como líder podem aparecer dentro de sua casa. Um líder é aquele que vai além do diálogo, ele dá o exemplo. Isso inclui as pequenas atitudes do dia a dia. Para melhorar a Liderança, a pessoa deve estar ciente de seu uso, enquanto observa o uso excessivo e a subutilização dessa habilidade (Kaiser & Hogan, 2011).

- Melhore sua flexibilidade comportamental de líder, isto é, adapte seu estilo de liderança para ser capaz de enfrentar e estar disposto a responder, de maneiras diferentes, o que as diversas situações exigirem ou a atender às necessidades individuais das pessoas que você está administrando ou liderando (Summer-Armstrong, Newcombe, & Martin, 2008).

DESTAQUES DE PESQUISAS

- A liderança pode ser caracterizada como prática, ou seja, significa definir, estabelecer e identificar a direção e facilitar o processo coletivo, ou como qualidade pessoal, isto é, motivação e capacidade de buscar, obter e desempenhar papéis de líder.
- Os líderes transacionais esclarecem responsabilidades, expectativas e tarefas a serem realizadas, enquanto os líderes transformacionais motivam os outros a atuar em um nível extremamente alto, fomentando um clima de confiança e comprometimento.
- A Liderança é uma das forças de caráter que está substancialmente relacionada a menos problemas (p. ex., ansiedade e depressão).

TEMAS SITUACIONAIS

Os principais temas situacionais são capacidade de perceber as necessidades e os objetivos do coletivo, extroversão, determinação e autoconfiança.

AFIRMAÇÕES COM AS QUAIS PESSOAS QUE TÊM LIDERANÇA SE IDENTIFICAM

1. Em um grupo, eu prefiro assumir o papel de liderança.
2. Muitas vezes eu sou capaz de motivar os outros a agir de determinada maneira.
3. Muitas vezes sou capaz de ajudar os outros a fazerem melhor uma tarefa.
4. As pessoas geralmente me procuram para ajudá-las a resolver problemas complexos.
5. Eu sou, muitas vezes, o porta-voz do meu grupo.
6. Eu geralmente tomo a iniciativa em situações sociais.
7. Eu costumo assumir o comando em caso de emergência.

APÊNDICE D — **SABEDORIA E CONHECIMENTO**

A virtude Sabedoria e Conhecimento abrange forças de caráter relacionadas à maneira como o conhecimento é adquirido e utilizado.

ABERTURA A NOVAS IDEIAS (PENSAMENTO CRÍTICO)

LEMA

Examine os detalhes.

DEFINIÇÃO

Trata-se da capacidade de examinar e ponderar as crenças e as decisões complexas. Uma pessoa com essa força é capaz de mudar de ideia, saber considerar as evidências contrárias ao seu próprio pensamento e examinar a informação de forma racional e objetiva. Pode acontecer, no entanto, de o indivíduo não ser aberto a novas ideias em todos os assuntos.

ESSÊNCIA

Reflexão profunda e global. Ter uma "visão de 360 graus".

DIMENSÕES

As dimensões mais características da Abertura a Novas Ideias são pensamento crítico, "mente aberta" e racionalidade. Há uma disposição de pesquisar ativamente evidências contrárias aos próprios planos, crenças ou metas e avaliar essas evidencias, quando estiverem disponíveis. Pesam-se as informações de forma justa, examinando-as por todos os "lados" e sem tirar conclusões precipitadas. A partir das evidências, a pessoa é capaz de mudar de ideia.

MAIORES CORRELAÇÕES

Abertura a Novas Ideias apresenta correlações mais positivas com Perspectiva/Sabedoria, Prudência, Honestidade, Gosto pela Aprendizagem e Integridade/Justiça.

EXERCÍCIOS E INTERVENÇÕES

- Faça o papel do "advogado do diabo" sobre um assunto a respeito do qual você tem opiniões fortes.
- Examine um evento passado com o qual você não está contente por não ter cumprido o objetivo e faça um *brainstorm* ("tempestade de ideias") sobre outras maneiras pelas quais você poderia ter abordado esse evento ou essa atividade.
- Pense sobre os prós e contras de vários aspectos da vida cotidiana e os escreva. Registre também os *insights* tidos e as emoções sentidas ao fazer esse exercício (Proyer, Sidler, Weber, & Ruch, 2012).
- Desafie seus preconceitos e opiniões pessoais buscando informações que vão de encontro aos seus comportamentos, crenças e atitudes (Hart et al., 2009). Isso ajudará você a se expor a pontos de vista e informações diferentes e a expandir sua forma de pensar.
- Quando estiver em uma discussão, pratique uma abordagem que incorpore a crença de que a verdade emerge de um processo de investigação crítica em que todos os "lados" importantes devem ser considerados (Peterson & Seligman, 2004).

DESTAQUES DE PESQUISAS

- A Abertura a Novas Ideias é uma das cinco forças de caráter mais endossadas em todo o mundo.
- É uma "virtude corretiva" que neutraliza o pensamento incorreto e opiniões tendenciosas, ajudando na tomada de decisões e na resistência à sugestão e manipulação.

TEMAS SITUACIONAIS

Inteligência verbal e flexibilidade cognitiva constituem uma amostra de temas situacionais da Abertura a Novas Ideias.

AFIRMAÇÕES COM AS QUAIS PESSOAS QUE TÊM ABERTURA A NOVAS IDEIAS SE IDENTIFICAM

1. As pessoas devem sempre levar em consideração evidências que vão contra suas ideias.
2. Crenças ou planos devem sempre ser revistos quando se tem novas provas ou informações.
3. Ser capaz de abandonar uma crença ou um objetivo é sinal de força e não de fraqueza.

CRIATIVIDADE (ORIGINALIDADE)

LEMA

Faça as coisas de maneira diferente.

DEFINIÇÃO

Trata-se da capacidade de produzir ideias ou comportamentos que são reconhecidamente originais (novos, surpreendentes ou incomuns) e adaptativos. Inclui conquistas artísticas, mas não se limita a isso.

ESSÊNCIA

Originalidade útil. Veja e faça as coisas de formas variadas.

DIMENSÕES

As dimensões mais características da Criatividade são originalidade, capacidade de ser "inteligente" e inventivo. Uma pessoa criativa deve produzir ideias ou comportamentos reconhecidamente originais. No entanto, a originalidade por si só não significa que uma pessoa possua capacidade criativa. Comportamentos ou ideias devem ser originais, mas também adaptativos. Para ser adaptativa ou funcional, a originalidade do indivíduo deve contribuir positivamente para a própria vida ou para a vida dos outros.

MAIORES CORRELAÇÕES

Criatividade apresenta correlações mais positivas com Curiosidade, Bravura, Perspectiva/Sabedoria, Vitalidade e Abertura a Novas Ideias.

EXERCÍCIOS E INTERVENÇÕES

- Reserve tempo, todos os dias, para o pensamento criativo ou atividades criativas, como escrever poemas ou usar um objeto doméstico todos os dias de uma maneira nova.
- Incentive alguém a "ser criativo" antes de pensar em uma tarefa ou uma atividade voltada para a solução de problemas. Essa é uma das descobertas mais antigas da ciência da criatividade (Nusbaum, Silvia, & Beaty, 2014).
- Ao enfrentar um problema, defina claramente a questão. Em seguida, pratique o pensamento divergente, isto é, gere várias soluções alternativas, em vez de procurar apenas uma solução "correta" (Scott, Leritz, & Mumford, 2004).

DESTAQUES DE PESQUISAS

A Criatividade é uma das forças de caráter mais comuns em crianças pequenas. Ela pode, por um lado, ser aprimorada em ambientes de apoio, abertos, informais e reforçadores. Por outro lado, é limitada pela pressão do tempo, supervisão próxima e exame crítico.

TEMAS SITUACIONAIS

Três dos principais temas situacionais são a fluência, a flexibilidades e o enriquecimento de ideias.

AFIRMAÇÕES COM AS QUAIS PESSOAS QUE TÊM CRIATIVIDADE SE IDENTIFICAM

1. Tenho a capacidade de desenvolver ideias novas e diferentes.
2. Constantemente penso em maneiras novas de fazer as coisas.
3. Me considero um pensador original.
4. Frequentemente meus amigos comentam que eu tenho ideias novas e diferentes.

CURIOSIDADE (INTERESSE, ABERTURA À EXPERIÊNCIA)

LEMA

Faça perguntas, questione muito.

DEFINIÇÃO

Trata-se do interesse intrínseco do indivíduo pela experiência e pelo conhecimento em si mesmos. Pessoas com essa força de caráter procuram por novidades, variedades e desafios, e gostam de explorar e descobrir.

ESSÊNCIA

Exploração.

DIMENSÕES

As dimensões mais características da Curiosidade são interesse, busca por novidades e abertura à experiência. A curiosidade envolve o reconhecimento ativo, a procura e a regulação da experiência em resposta às oportunidades desafiadoras. Apesar da sobreposição entre curiosidade, interesse, busca por novidades e abertura à experiência, eles podem ser organizados hierarquicamente. A curiosidade e o interesse são algumas vezes usados de forma intercambiável. A busca por novidades reflete a propensão de um indivíduo em tentar viver experiências novas e excitantes para elevar o estímulo a um nível ideal. Isso inclui uma disposição para suportar altos níveis de risco (p. ex., dor e lesões em situações de escaladas, rejeição ao encontrar novas pessoas) para obter os benefícios da novidade. Já a abertura à experiência envolve receptividade a novas imaginações e ideias e a novos valores e sentimentos. A curiosidade é um componente motivacional fundamental de todas as facetas de abertura.

MAIORES CORRELAÇÕES

Curiosidade apresenta correlações mais positivas com Vitalidade, Gosto pela Aprendizagem, Criatividade, Esperança e Perspectiva/Sabedoria.

EXERCÍCIOS E INTERVENÇÕES

- Realize quatro atividades que sejam novas para você e que envolvam exploração e absorção. Em seguida, descreva-as em um breve relatório (Proyer et al., 2012).

- Pense em uma atividade que você não gosta muito de realizar. Da próxima vez que for realizá-la, preste atenção em três novas características (Langer, 2006). Por exemplo, se a atividade escolhida for lavar louça, talvez seja possível focar no cheiro do sabão, no peso do pote e na temperatura da água com sabão. A ideia é que você encontre coisas surpreendentes em atividades que considere monótonas.
- Pratique a curiosidade ativa, nela você explora ativamente seu ambiente, ao invés da curiosidade passiva, na qual você só fica curioso quando algo novo aparece em seu meio (Kashdan, 2009).

DESTAQUES DE PESQUISAS

- A Curiosidade é uma das cinco forças de caráter mais conectadas com a felicidade e satisfação com a vida, sendo uma das cinco forças mais frequentemente endossadas em todo o mundo.
- A Curiosidade é uma das forças de caráter mais alinhadas com uma vida engajada. Relaciona-se com inteligência, longevidade, significado e bons relacionamentos.

TEMAS SITUACIONAIS

Raciocínio divergente e flexibilidade cognitiva são alguns dos temas situacionais da Criatividade.

AFIRMAÇÕES COM AS QUAIS PESSOAS QUE TÊM CURIOSIDADE SE IDENTIFICAM

1. Constantemente eu estou ocupado(a) com algo interessante.
2. Tenho muitos interesses.
3. Em qualquer situação consigo encontrar algo interessante.

4. Para mim, minha vida é superinteressante.
5. Sou estimulado por diversas atividades.

GOSTO PELA APRENDIZAGEM

LEMA

Aprenda algo com cada situação.

DEFINIÇÃO

Trata-se da motivação para adquirir novas habilidades ou conhecimentos e/ou construir a partir das habilidades e dos conhecimentos já existentes, o que ocorre mesmo quando não há incentivos externos para isso. O Gosto pela Aprendizagem descreve a maneira pela qual uma pessoa se envolve com novas informações e habilidades. Essa força pode se manifestar pelo interesse em aprender coisas novas sobre qualquer assunto ou sobre áreas e conteúdos específicos. A aprendizagem pode acontecer tanto em ambientes formais, como nas salas de aula, quanto informais, por exemplo, por conta própria em uma conversa, assistindo a um jornal ou ouvindo algum *podcast*.

ESSÊNCIA

Busca pelo conhecimento.

DIMENSÕES

O Gosto pela Aprendizagem é uma combinação dinâmica e harmoniosa de duas dimensões amplas: capacidades intelectuais, aquelas necessárias para resolução de problemas e para diferentes formas de raciocínio (verbal, abstrato, matemático etc.); e motivação intrínseca. Esta constitui o "combustível" que impulsiona aquelas. Não obstante, o próprio ato de aprender é reforçador por si só, gerando um círculo virtuoso entre aprendizagem e motivação.

MAIORES CORRELAÇÕES

O Gosto pela Aprendizagem apresenta correlações mais positivas com Curiosidade, Apreço pelo Belo e pela Excelência, Abertura a Novas Ideias, Criatividade e Vitalidade.

EXERCÍCIOS E INTERVENÇÕES

- Aprenda deliberadamente cinco palavras novas, incluindo seu significado e uso, pelo menos duas vezes por semana.
- Leia mensalmente um livro que não seja ficção. Opte por um assunto que você considere atraente e envolvente.
- Acompanhe um evento global que está em andamento, por meio de jornais, televisão ou internet.
- Aprenda a partir de diferentes materiais: escritos, acústicos ou visuais. Escreva sobre o processo e as emoções sentidas na aquisição de novos conhecimentos (Proyer et al., 2012).
- Escolha um assunto que você tenha curiosidade em aprender mais (Covington, 1999). Siga essa área de interesse à medida que você se aprofunda mais e mais sobre o assunto.
- Quando confrontado com a aprendizagem de algo que pode ser chato, considere como o aprendizado pode beneficiar tanto você quanto o mundo ao seu redor. Isso tem sido denominado pelos pesquisadores como "objetivo autotranscendente" (Yeager et al., 2014). Concentrar-se em ambos, você e o mundo, pode aumentar a motivação, a aprendizagem e o significado.

DESTAQUES DE PESQUISAS

- O Gosto pela Aprendizagem é uma força de caráter vinculada ao sucesso acadêmico, assim como também sustenta experiências positivas que podem predispor ao bem-estar.

- O Gosto pela Aprendizagem leva ao desenvolvimento de uma base mais profunda de conhecimento, aumentando a autoeficácia e a competência. Assim, é uma força que os professores gostam de ver em seus alunos, que os pais tentam incentivar em seus filhos, que os terapeutas apoiam em seus clientes e que os empregadores tentam estimular em seus funcionários.
- A capacidade de manter o interesse e desenvolver novos interesses tem sido associada a um envelhecimento produtivo.
- Gosto pela Aprendizagem tem importantes consequências motivacionais, pois ajuda as pessoas a persistirem através de desafios, retrocessos e *feedbacks* negativos.

TEMAS SITUACIONAIS

Os principais temas situacionais são a motivação intrínseca, as capacidades intelectuais e a habilidade de resolução de problemas.

AFIRMAÇÕES COM AS QUAIS PESSOAS QUE TÊM GOSTO PELA APRENDIZAGEM SE IDENTIFICAM

1. Eu gosto de aprender coisas novas.
2. Eu farei o que for preciso para fazer uma tarefa corretamente.
3. A aprendizagem é uma experiência positiva.
4. Eu não posso fazer essa tarefa agora, mas acho que serei capaz de fazê-la no futuro.

PERSPECTIVA (SENSATEZ, SABEDORIA)

LEMA

Aprenda algo com cada situação.

DEFINIÇÃO

Trata-se da capacidade de acumular conhecimento e experiência, mas também coordenar as informações e utilizá-las deliberadamente para a melhora do bem-estar. No contexto social, a sensatez permite ao indivíduo ouvir os outros, avaliar o que é dito e, então, oferecer conselhos sábios. Pode ser entendida como a sabedoria propriamente dita.

ESSÊNCIA

Tenha uma visão mais ampla.

DIMENSÕES

A dimensão mais característica da Perspectiva é integrar pontos de vista além do seu próprio. A perspectiva é distinta da inteligência. Ainda que demande um alto nível de conhecimento, também abrange a capacidade de dar conselhos, reconhecer e ponderar múltiplos pontos de vista antes de tomar decisões. Permite que o indivíduo trate de questões importantes sobre a conduta e o significado da vida.

MAIORES CORRELAÇÕES

Perspectiva apresenta correlações mais positivas com Inteligência Social, Abertura a Novas Ideias, Esperança, Bravura e Honestidade.

EXERCÍCIOS E INTERVENÇÕES

- Em sua próxima interação social, foque, primeiro, em ouvir com atenção e, em seguida, em compartilhar suas ideias e pensamentos.
- Leia citações sobre a sabedoria e encontre alguma que "toque" você. Depois a reescreva para torná-la sua e a memorize. Tente pensar em maneiras pelas quais você pode viver de forma mais fiel a essa citação.
- Encontre alguém que você considere sábio, seja vivo ou falecido. Leia ou assista a um filme sobre sua vida e identifique como ela pode guiar suas decisões e ações.
- Nomeie um problema. Imagine-se viajando pelo mundo, falando sobre essa questão com pessoas de diferentes culturas e reunindo informações sobre diferentes contextos de vida, valores e perspectivas (Baltes & Staudinger, 2000).
- Converse com uma pessoa sábia (ou imagine a conversa). Se imaginado, visualize o diálogo completo em termos de perguntas e respostas, as nuances da discussão e qualquer conselho que seria oferecido (Baltes & Staudinger, 2000). Isso aumenta o conhecimento relacionado à sabedoria.

DESTAQUES DE PESQUISAS

- A Perspectiva é uma das forças de caráter mais conectadas com uma vida engajada e relaciona-se com o envelhecimento bem-sucedido e o bem-estar de idosos. Ela ajuda a "amortecer" os efeitos negativos do estresse e do trauma.

TEMAS SITUACIONAIS

Um dos principais temas situacionais é a resiliência.

AFIRMAÇÕES COM AS QUAIS PESSOAS QUE TÊM PERSPECTIVA SE IDENTIFICAM

1. Eu tenho autoconhecimento.
2. Eu considero sentimentos e racionalidade na tomada de decisões.
3. Eu percebo padrões maiores de significado ou relações.
4. Eu tenho uma perspectiva mais ampla.
5. Eu tenho uma forte necessidade de contribuir para os outros e para a sociedade.
6. Eu levo em consideração as necessidades dos outros.
7. Eu entendo os limites do que posso conhecer e fazer.
8. Eu tenho uma visão precisa dos meus pontos fortes e fracos.
9. Eu busco por conselhos.
10. Eu me comporto de maneira consistente com meus padrões pessoais.

APÊNDICE E — **TRANSCENDÊNCIA**

A virtude Transcendência abrange forças de caráter que fornecem um amplo senso de conexão com algo mais elevado em significado e propósito.

APREÇO PELO BELO E PELA EXCELÊNCIA (REVERÊNCIA, ADMIRAÇÃO, ELEVAÇÃO)

LEMA

Encontre beleza na natureza, na arte, nas ideias, nas pessoas, na vida.

DEFINIÇÃO

Trata-se da percepção e apreciação do belo e da excelência em distintos domínios da vida, da natureza à arte, da matemática à ciência e nas experiências cotidianas. Sua característica definidora é a experiência emocional de reverência ou admiração quando na presença do belo ou da excelência.

ESSÊNCIA

Veja a vida "por trás" das coisas. Fique admirado na presença de beleza e elevação.

DIMENSÕES

As dimensões mais características do Apreço pelo Belo e pela Excelência são reverência, apreciação, elevação e admiração. É importante considerar que esses aspectos ocorrem de forma desinteressada. Isso quer dizer que a contemplação de um objeto ou da letra de uma música, por exemplo, acontece sem a preocupação com sua utilidade ou como ajudarão a pessoa a atingir seus objetivos.

MAIORES CORRELAÇÕES

Apreço pelo Belo e pela Excelência apresenta correlações mais positivas com Gratidão, Curiosidade, Gosto pela Aprendizagem, Bondade e Criatividade.

EXERCÍCIOS E INTERVENÇÕES

- Mantenha um "registro de beleza". Quando você considerar que está vendo algo bonito, seja da natureza, ou feito pelo homem (como arte) ou um comportamento virtuoso dos outros, anote-o. Descreva a beleza em poucas frases.
- Exponha-se regularmente a espaços verdes em seu ambiente, especialmente se você mora e/ou trabalha em um ambiente urbano.
- Reserve um tempo todos os dias, para perceber a beleza na natureza, arte, bondade moral dos outros etc. Em seguida, escreva brevemente em um diário sobre a beleza e o que você experimentou (Diessner, Rust, Solom, Frost, & Parsons, 2006).
- Faça "passeios belos". Pesquisas mostram que caminhadas na natureza com atenção direcionada podem levar a maior atenção à beleza (Diessner, Woodward, Stacy, & Mobasher, 2015).

DESTAQUES DE PESQUISAS

- Apreço pelo Belo e pela Excelência é uma das forças de caráter mais associadas a diversos comportamentos de saúde. Tem sido demonstrado em vários estudos que a elevação leva a um comportamento mais prossocial ou altruísta.

TEMAS SITUACIONAIS

Dois exemplos de temas situacionais são emoções positivas e senso estético.

AFIRMAÇÕES COM AS QUAIS PESSOAS QUE TÊM APREÇO PELO BELO E PELA EXCELÊNCIA SE IDENTIFICAM

1. Fico profundamente emocionado quando vejo coisas belas.
2. Eu vejo beleza que outras pessoas não percebem.
3. Muitas vezes fiquei sem fala diante da beleza mostrada em um filme.
4. Estou sempre atento à beleza natural no meio ambiente.
5. Eu reverencio pequenas coisas na vida talvez sem importância para outros.

ESPERANÇA (OTIMISMO, ORIENTAÇÃO PARA O FUTURO)

LEMA

Seja positivo, especialmente quando os outros não são.

DEFINIÇÃO

Trata-se da postura de se voltar para o futuro, esperando que eventos e resultados desejados aconteçam, esforçando-se para alcançá-los. Agir de forma confiante e acreditar que o que é desejado pode acontecer representa a pessoa otimista e esperançosa.

ESSÊNCIA

Tenha expectativas positivas.

DIMENSÕES

As dimensões mais características da Esperança são otimismo, mentalidade futura e orientação para o futuro. A esperança parece ter caráter mais emocional, enquanto o otimismo mais relacionado a expectativas. A mentalidade futura e a orientação para o futuro implicam uma teoria "implícita" sobre o que o indivíduo precisa fazer para "ir daqui para lá" (do presente para o futuro desejado). Essa força de caráter envolve dois tipos de pensamentos: (1) pensamentos de agência, ou seja, perceber que você pode manter a energia e motivação para seguir com as metas; e (2) pensamentos voltados para direções, isto é, perceber que você pode criar metas e seguir várias maneiras de alcançá-las.

MAIORES CORRELAÇÕES

Esperança apresenta correlações mais positivas com Vitalidade, Gratidão, Perspectiva/Sabedoria, Perseverança e Amor.

EXERCÍCIOS E INTERVENÇÕES

- Por meio da imaginação, crie um filme sobre você em busca de um de seus objetivos. Imagine-se superando os obstáculos e desenvolvendo caminhos alternativos, uma vez que problemas podem aparecer, para alcançar seu objetivo.
- Lembre-se de momentos em sua vida que um evento negativo levou a consequências imprevistas positivas (Peterson, 2006). "Uma porta se fecha, outra porta se abre".
- Imagine e escreva sobre o seu "melhor eu possível" em algum momento no futuro. Veja claramente sua vida desenvolvida de forma positiva em três domínios: pessoal, relacional e profissional (Meevissen, Peters, & Alberts, 2011).

- Estabeleça um objetivo e aumente seu pensamento esperançoso escrevendo muitos caminhos para alcançar o objetivo. Anote, também, as várias razões pelas quais você será capaz de alcançá-lo (Feldman & Dreher, 2012).
- Pesquise sobre eventos bons e ruins. Escreva porque os bons eventos durarão e se espalharão e como eles se relacionam com suas ações, bem como porque os eventos ruins passarão rapidamente, são limitados em seu efeito e porque você não é completamente responsável por eles (Seligman, 1991).

DESTAQUES DE PESQUISAS

- A Esperança é uma das cinco forças de caráter mais associadas à satisfação com a vida ou à felicidade. É fortemente relacionada ao significado, engajamento e prazer.

TEMAS SITUACIONAIS

Otimismo e orientação para o futuro constituem os principais temas situacionais da Esperança.

AFIRMAÇÕES COM AS QUAIS PESSOAS QUE TÊM ESPERANÇA SE IDENTIFICAM

1. Apesar dos desafios, eu sempre procuro me manter esperançoso quanto ao futuro.
2. Eu sempre tento olhar pelo lado positivo.
3. Eu acredito que o bem triunfa sobre o mal.
4. Eu espero o melhor.
5. Eu faço planos para alcançar meus sonhos.
6. Acredito que vou ter sucesso com as metas que estabeleci para mim mesmo.
7. Se eu receber uma nota ou uma avaliação ruim, eu me concentro na próxima oportunidade e tento fazer melhor.

ESPIRITUALIDADE (RELIGIOSIDADE, FÉ, PROPÓSITO)

LEMA

Procure pelo que é sagrado neste momento.

DEFINIÇÃO

Trata-se de crenças coerentes a respeito de um sentido de vida e de um propósito maior para o universo, tendo o indivíduo um lugar "dentro dele". As pessoas com essa força de caráter têm crenças sobre o sentido último da vida que moldam sua conduta e lhes proporcionam conforto. A espiritualidade, religiosidade e fé se associam, ainda, à busca por valores morais e pelo bem.

ESSÊNCIA

Conecte-se com o sagrado. A vida é pequena em meio ao seu grandioso projeto.

DIMENSÕES

As dimensões mais características da Espiritualidade são propósito, significado, fé e religiosidade. Embora o conteúdo específico das crenças espirituais varie, todas as culturas têm um conceito de força suprema, transcendente, sagrada e divina. Assim, a espiritualidade é universal e descreve tanto a relação íntima e privada entre os seres humanos e o divino, quanto a gama de virtudes que resultam desse relacionamento. Já a religiosidade descreve o grau de aceitação de um indivíduo das crenças prescritas associadas à adoração de uma figura divina e a participação desse indivíduo em atos de culto públicos e privados. As religiões procuram ajudar as pessoas a lidar com preocupações existenciais centrais, isto é, questões de propósito e significado de vida, e postulam regras e valores que guiam as relações das pessoas, bem como seus esforços para lidar com as dificuldades da vida.

MAIORES CORRELAÇÕES

Espiritualidade apresenta correlações mais positivas com Gratidão, Esperança, Vitalidade, Amor e Bondade.

EXERCÍCIOS E INTERVENÇÕES

- Cultive momentos sagrados. Neles, reserve um tempo para "apenas ser e estar" com um objeto sagrado/especial ou espaço/ambiente.
- Planeje a vivência de atividades espirituais (p. ex., oração, meditação, contemplação da natureza) como prática regular ou como maneira de conduzir a vida (p. ex., fazendo caridade, mostrando compaixão por indivíduos menos afortunados).
- Procure um significado e propósito mais profundo da experiência ao vivenciar um trauma ou uma situação difícil.
- Construa seu senso de propósito, envolvendo-se de maneira proativa na vida, por exemplo, assumindo uma nova atividade voluntária que contribua positivamente para a sua comunidade (Hill, Sumner, & Burrow, 2014).
- Santifique um objeto, tangível ou não tangível, voltando sua atenção para ele por alguns minutos todos os dias. Utilize o que considera ser precioso, sagrado ou querido por você (Goldstein, 2007).
- Aprenda com um modelo espiritual um exemplo de qualidade espiritual, como a compaixão. Considere o que você mais aprecia nessa pessoa e qualquer atributo positivo que também queira utilizar (Oman & Thoresen, 2007).

DESTAQUES DE PESQUISAS

- A Espiritualidade é definida pelos cientistas como a busca ou comunhão com o sagrado e é uma das cinco forças de caráter mais associadas ao significado da vida. Relaciona-se com compaixão, altruísmo, voluntariado e filantropia.
- Tem sido associada a níveis mais baixos de conflito conjugal, maior apoio do(a) cônjuge, parentalidade mais consistente e mais relacionamentos de apoio entre as crianças e seus pais.

TEMAS SITUACIONAIS

Os principais temas situacionais são sentido de vida e propósito de vida.

AFIRMAÇÕES COM AS QUAIS PESSOAS QUE TÊM ESPIRITUALIDADE SE IDENTIFICAM

1. Eu acredito que há uma força sagrada em todas as coisas vivas e que essa força nos conecta uns aos outros.
2. Eu acredito que cada vida tem um propósito.
3. Eu sinto a presença de Deus ou de um Poder Superior.
4. Eu busco apoio, orientação e força em Deus ou em um Poder Superior.
5. Minha crença em Deus ou em um Poder Superior me ajuda a entender o meu propósito na vida e o significado das coisas pelas quais eu passo.

GRATIDÃO

LEMA

Diga, muitas vezes, "obrigado" às pessoas.

DEFINIÇÃO

Trata-se do sentimento de agradecimento em resposta ao recebimento de um presente, que pode ser tangível, dado por alguém, ou pode ser um momento de bem-aventurança pacífica, evocada pela beleza natural. A pessoa grata reconhece o recebimento de um presente, de uma apreciação, identifica seu valor e expressa seu "obrigado".

ESSÊNCIA

Tenha uma atitude de agradecimento.

DIMENSÕES

As dimensões mais características da Gratidão são reconhecimento e agradecimento. Prototipicamente, a Gratidão decorre da percepção de que alguém se beneficiou em consequência das ações de outra pessoa. Há um reconhecimento de que alguém recebeu um "presente" e uma apreciação e reconhecimento do valor desse presente. É incomum dizer que se é grato a si mesmo.

MAIORES CORRELAÇÕES

Gratidão apresenta correlações mais positivas com Bondade, Amor, Esperança, Espiritualidade e Vitalidade.

EXERCÍCIOS E INTERVENÇÕES

- Reserve pelo menos dez minutos todos os dias para saborear uma experiência agradável.
- Pense em uma pessoa a quem você é muito grato(a), mas que você nunca agradeceu devidamente. Escreva uma carta de gratidão para essa pessoa. Combine de encontrá-la para entregar a carta. Caso isso seja muito difícil de fazer (p. ex., a pessoa mora em outra cidade), uma opção é ler a carta pelo telefone (Proyer et al., 2012; Seligman et al., 2005) ou enviar por correio eletrônico ou redes sociais.
- Ao final de cada dia, por uma semana, escreva três coisas pelas quais você é grato e explique por que elas ocorreram (Gander et al., 2013; Seligman et al., 2005). Fique atento para não repetir os exemplos.

DESTAQUES DE PESQUISAS

- A Gratidão é uma das cinco forças de caráter mais associadas à satisfação com a vida e à felicidade. É, também, uma das forças de caráter mais conectadas com uma vida significativa.
- A Gratidão contribui para vários benefícios de saúde física e psicológica. Além disso, associa-se à realização e satisfação no trabalho.

TEMAS SITUACIONAIS

A alegria e outros afetos positivos, bem como satisfação pessoal são importantes temas situacionais da Gratidão.

AFIRMAÇÕES COM AS QUAIS PESSOAS QUE TÊM GRATIDÃO SE IDENTIFICAM

1. Eu sou uma pessoa muito grata.
2. Sinto gratidão pelo que recebi na vida.
3. Ao olhar para a minha vida, encontro muitas coisas pelas quais sinto gratidão.
4. Mesmo quando coisas ruins estão acontecendo, eu ainda consigo encontrar motivos para me sentir grato.
5. É importante apreciar cada dia em que eu estou vivo.
6. Costumo refletir sobre o quanto a minha vida é mais fácil por causa dos esforços de outras pessoas.
7. Para mim, a vida é muito mais um presente do que um fardo.
8. Eu não poderia ter chegado ao lugar onde estou hoje sem a ajuda de muitas pessoas.

HUMOR

LEMA

Ria e faça rir muito.

DEFINIÇÃO

Trata-se da habilidade de provocar sorrisos em outras pessoas, ver o lado bom das coisas e, também, mas não necessariamente, fazer piadas. O humor, como força de caráter, serve a uma boa moral, visando tornar a condição humana mais suportável, chamando a atenção para as suas contradições, sustentando o bom ânimo em face do desespero e contribuindo, assim, para a construção e a manutenção de laços sociais.

ESSÊNCIA

Ofereça aos outros, prazer com sorrisos.

DIMENSÕES

A dimensão mais característica do Humor é a alegria. A alegria ou ludicidade pode ser considerada o motor subjacente ao senso de humor.

MAIORES CORRELAÇÕES

Humor apresenta correlações mais positivas com Inteligência Social, Vitalidade, Bondade, Esperança e Amor.

EXERCÍCIOS E INTERVENÇÕES

- Pense em um evento passado em que você usou o humor para seu benefício e o benefício dos outros.
- Assista a um filme engraçado ou leia diariamente quadrinhos ou *blogs* divertidos.
- Anote sobre o humor em sua vida cotidiana. A cada dia faça um esforço para ter consciência de seu senso de humor, senso de humor dos outros, situações engraçadas e comentários inteligentes e registre-os em um diário.
- Ao final de cada dia, por uma semana, escreva as três coisas mais engraçadas que você experimentou ou fez e explique por que essas coisas aconteceram (Gander et al., 2013).
- Cultive atitudes alegres e senso de diversão. Algumas sugestões incluem: considerar situações em que você é sério e aquelas nas quais você é brincalhão, e passar mais tempo na última; refletir sobre os benefícios de adotar uma visão mais lúdica na vida; passar algum tempo brincando com crianças pequenas;

fazer pelo menos uma coisa divertida por dia; e lembrar-se de ser brincalhão (McGhee, 2010).

DESTAQUES DE PESQUISAS

- O Humor é uma das cinco forças de caráter mais associadas à satisfação com a vida e à felicidade. Além disso, é uma das forças mais relacionadas com o prazer e com a emoção positiva, propiciando vários benefícios para a saúde.

TEMAS SITUACIONAIS

Os principais temas situacionais são flexibilidade cognitiva, alegria e outros afetos positivos.

AFIRMAÇÕES COM AS QUAIS PESSOAS QUE TÊM HUMOR SE IDENTIFICAM

1. Fico contente com a oportunidade de alegrar o dia de outra pessoa com risadas.
2. A maioria das pessoas diria que é divertido estar comigo.
3. Eu tento adicionar um pouco de humor ao que faço.
4. Eu nunca permito que uma situação sombria tire meu senso de humor.
5. Eu geralmente consigo encontrar algo para rir ou brincar, mesmo em situações difíceis.

APÊNDICE F — **TEMPERANÇA**

A virtude Temperança abrange forças de caráter que ajudam a proteger dos excessos. É praticada para monitorar e gerenciar emoções, motivações e comportamentos na ausência de ajuda externa.

AUTORREGULAÇÃO (AUTOCONTROLE)

LEMA

Gerencie seus sentimentos e comportamentos.

DEFINIÇÃO

Trata-se do controle que o indivíduo exerce sobre seus comportamentos a fim de atingir seus objetivos e viver de acordo com as normas. Esses comportamentos incluem aqueles que podem ser ocasionados por impulsos e/ou emoções extremas.

ESSÊNCIA

Controle adequadamente impulsos e emoções.

DIMENSÕES

A dimensão mais característica da Autorregulação é o autocontrole. Às vezes, esses termos são utilizados indiscriminadamente, porém alguns autores usam "autocontrole" de forma mais restrita, para se referir especificamente ao controle de impulsos de modo que a pessoa se comporte de maneira moral.

MAIORES CORRELAÇÕES

Autorregulação apresenta correlações mais positivas com Perseverança, Vitalidade, Esperança, Prudência e Honestidade.

EXERCÍCIOS E INTERVENÇÕES

- Faça um esforço consciente para controlar suas emoções e se concentrar em atributos positivos da próxima vez que você ficar chateado.
- Estabeleça metas para melhorar sua vida diária (p. ex., limpar as salas, lavar roupa ou louça, fazer a limpeza da mesa de trabalho) e certifique-se de concluir as tarefas.
- Preste muita atenção ao seu relógio biológico. Faça as tarefas mais importantes quando estiver mais alerta.
- Tente manter uma boa postura em todos os momentos ao longo do dia. Sente-se com a coluna ereta, ande ereto e assim por diante. Faça isso sempre que possível e sempre que se lembrar. Anote seus progressos em uma folha de papel (Muraven, Baumeister, & Tice, 1999).
- Começar um exercício diário de autocontrole aumenta sua capacidade geral de autorregulação. Pratique se automonitorar em um domínio de autocontrole (p. ex., ingestão de alimentos, controle do humor, controle da postura, exercícios físicos, gerenciamento financeiro ou prática de meditação) e isso provavelmente melhorará seu gerenciamento em outros domínios (Baumeister, Gailliot, DeWall, & Oaten, 2006).
- Identifique uma importante mudança de comportamento que você espera fazer. Imagine os resultados mais positivos de mudar com sucesso o seu comportamento. Imagine o obstáculo mais crítico que está no caminho do cumprimento do seu desejo e defina um plano específico para operacionalizar a mudança desejada (Stadler, Oettingen, & Gollwitzer, 2010).

DESTAQUES DE PESQUISAS

- Autorregulação é uma das forças de caráter menos endossadas em todo o mundo. A metáfora do músculo representa bem essa força, pois pode ser fatigado pelo excesso de esforço ou fortalecido pela prática. Pode levar apenas sete minutos em laboratório para exaurir.
- A Autorregulação dos pais tem sido associada à felicidade de seus filhos. A Autorregulação se relaciona, ainda, com mais comportamentos de saúde que qualquer outra força de caráter.

TEMAS SITUACIONAIS

Um dos principais temas situacionais é o controle inibitório.

AFIRMAÇÕES COM AS QUAIS PESSOAS QUE TÊM AUTORREGULAÇÃO SE IDENTIFICAM

1. Não tenho problema em fazer uma dieta saudável.
2. Eu nunca como muito, ainda que os alimentos de que gosto bastante estejam à minha disposição.
3. Tenho muita disciplina.
4. Eu nunca quero coisas que não serão boas para mim no futuro, mesmo que, no presente, me façam sentir bem.
5. Eu consigo me manter praticando atividade física.

HUMILDADE (MODÉSTIA)

LEMA

Desloque a atenção para os outros.

DEFINIÇÃO

Trata-se daquelas pessoas que não "procuram por holofotes" e que conseguem reconhecer seus erros e imperfeições. Pessoas humildes buscam avaliar a si mesmas com precisão, incluindo tanto suas forças quanto suas limitações. Elas não distorcem informações para promover a própria imagem e não se vangloriam. As pessoas humildes e modestas preferem que suas realizações falem por elas mesmas.

ESSÊNCIA

A realização não me torna melhor que os outros.

DIMENSÕES

A dimensão mais característica da Humildade é a modéstia. Há uma diferenciação entre os construtos que compõem essa força. Enquanto a modéstia está relacionada mais a aspectos externos (p. ex., o carro que o indivíduo tem), a humildade relaciona-se mais a aspectos internos (p. ex., o reconhecimento de que a pessoa não é o "centro do universo"). A modéstia pode existir sem a humildade verdadeira, mas a humildade verdadeira necessariamente leva à modéstia.

MAIORES CORRELAÇÕES

Humildade apresenta correlações mais positivas com Prudência, Integridade/Justiça, Honestidade, Cidadania e Bondade.

EXERCÍCIOS E INTERVENÇÕES

- Resista em mostrar suas realizações por uma semana e observe as mudanças em seus relacionamentos interpessoais.
- Observe se você fala mais que os outros em uma situação de grupo.
- Admita seus erros e peça desculpas até mesmo àqueles que são mais jovens que você.
- Escreva sobre uma época em sua vida em que você sentiu humildade. Como você se sentiu e o que achou? Certifique-se de fazer com que a humildade seja genuína e não autodepreciativa (Kesebir, 2014).
- Procure por pessoas que representam a humildade e escreva suas características para ajudá-lo a minimizar sua natureza arrogante e aumentar sua natureza humilde (Worthington, 2007).

DESTAQUES DE PESQUISAS

- A Humildade é consistentemente uma das forças menos endossadas em todo o mundo. Ela envolve uma autoavaliação precisa, reconhecimento de limitações e esquecimento do "eu".
- A Humildade fortalece os laços sociais. Pessoas humildes são mais prestativas que pessoas menos humildes.

TEMAS SITUACIONAIS

Autoavaliação realista e orientação para o outro são exemplos de temas situacionais.

AFIRMAÇÕES COM AS QUAIS PESSOAS QUE TÊM HUMILDADE SE IDENTIFICAM

1. Não me considero mais especial que os outros.
2. Eu nunca conto vantagem sobre as minhas conquistas.
3. Não procuro por holofotes e raramente chamo a atenção para mim.
4. Já me disseram que a modéstia é uma característica que me representa.
5. As pessoas dizem gostar de mim devido à minha humildade.

PERDÃO E MISERICÓRDIA

LEMA

Releve.

DEFINIÇÃO

Trata-se da capacidade de esquecer a ofensa e/ou o prejuízo sofrido. Porém, isso não acontece por causa de incentivos externos (p. ex., subornos), ameaças (p. ex., ordens judiciais) ou emoções negativas (p.ex., vergonha ou culpa), mas sim devido a uma força pessoal positiva. É importante distinguir o perdão de tolerância (eliminação da ofensa), esquecimento (remoção da consciência do fato) e reconciliação (restauração do relacionamento). Em vez disso, o perdão é uma força empregada para se autoproteger do sentimento de ódio. É uma forma especializada de misericórdia, um conceito geral de sentir gentileza e compaixão pelos outros.

ESSÊNCIA

Deixe a dor ir quando injustiçado.

DIMENSÕES

O perdão envolve uma reinterpretação cognitiva intencional de um dano sofrido com a substituição de afetos negativos direcionados ao outro por afetos positivos. Esse processo gera a benevolência.

MAIORES CORRELAÇÕES

Perdão e Misericórdia apresentam correlações mais positivas com Integridade/Justiça, Liderança, Cidadania, Bondade e Amor.

EXERCÍCIOS E INTERVENÇÕES

- Tire 20 minutos do seu dia e escreva sobre os benefícios pessoais que resultaram de um incidente negativo.
- Pense em alguém que o enganou recentemente. Coloque-se no lugar dele(a) e tente entender sua perspectiva.
- Pense e escreva sobre alguma situação em que você recebeu o perdão de alguém. Lembre-se de como você se sentia antes de receber o perdão e como se sentiu após tê-lo recebido (Sandage & Worthington Jr., 2010).
- Pratique a reavaliação focada na compaixão. Após alguém o ofender, reserve um tempo para pensar em como o ofensor é um ser humano complexo que precisa experimentar um crescimento e uma transformação positivos, em vez de vê-lo em termos de tudo ou nada, bom ou mau (vanOyen Witvliet, DeYoung, Hofelich, & DeYoung, 2011).
- Envolva-se em um processamento cognitivo após uma pequena ofensa feita por alguém, escrevendo sobre os benefícios pessoais que resultaram dessa ofensa (McCullough, Root, & Cohen, 2006).

- Lembre-se de que o perdão é um processo contínuo a ser repetido com esforço e continuado ao longo do tempo (Baskin & Enright, 2004).

DESTAQUES DE PESQUISAS

- O Perdão está associado a muitos benefícios físicos e psicológicos à saúde, como bem-estar emocional, comportamentos saudáveis, apoio social e bem-estar espiritual.
- Pessoas que perdoam experimentam menos raiva, ansiedade, depressão e hostilidade que pessoas que perdoam menos.

TEMAS SITUACIONAIS

Os principais temas situacionais são empatia, compaixão e gentileza.

AFIRMAÇÕES COM AS QUAIS PESSOAS QUE TÊM PERDÃO E MISERICÓRDIA SE IDENTIFICAM

1. Quando alguém me magoa, eu consigo superar rapidamente.
2. Eu não guardo rancor por muito tempo.
3. Quando alguém me irrita, eu consigo superar meus sentimentos ruins em relação à pessoa.
4. A vingança não ajuda as pessoas a resolverem seus problemas e suas mágoas.
5. Eu acho que é importante fazer de tudo para tentar consertar meu relacionamento com pessoas que me magoaram ou me traíram no passado.
6. Eu não sou o tipo de pessoa vingativa que deseja prejudicar alguém simplesmente porque ela já me prejudicou alguma vez.

PRUDÊNCIA

LEMA

Pense antes de agir.

DEFINIÇÃO

Trata-se da capacidade de se orientar para o futuro a partir de raciocínio prático. Inclui, também, a capacidade de autogestão, que ajuda a alcançar objetivos de longo prazo, considerando as consequências das ações no decorrer do caminho. A pessoa prudente não sacrifica objetivos de longo prazo por prazeres em curto prazo. Ela opta pela escolha que vai, eventualmente, produzir o máximo de satisfação.

ESSÊNCIA

Cautela sábia.

DIMENSÕES

Cognitivamente, a prudência demanda capacidade de análise meios-fins, resolução de problemas e tomada de decisão. Possui, também, uma dimensão afetivo-motivacional relacionada à capacidade de adiar o reforçamento, tolerar frustrações e ter autocontrole de impulsos. Essas duas dimensões interatuam, culminando em condutas prudentes.

MAIORES CORRELAÇÕES

Prudência apresenta correlações mais positivas com Abertura a Novas Ideias, Humildade, Honestidade, Autorregulação e Integridade/Justiça.

EXERCÍCIOS E INTERVENÇÕES

- Pense duas vezes antes de dizer qualquer coisa. Faça esse exercício pelo menos dez vezes por semana e observe seus efeitos.
- Remova todas as distrações externas antes de tomar as próximas três decisões importantes. Além disso, visualize as consequências da sua próxima decisão em um, cinco e dez anos.
- Ao planejar uma atividade, pare, considere os possíveis obstáculos e reflita sobre dois componentes: sua experiência passada com a atividade (quanto tempo demorou na última vez?); e as etapas ou elementos que compõem a tarefa (quanto tempo será preciso para cada parte?) (Weick & Guinote, 2010).
- Faça planos específicos para um objetivo de cada vez em sua lista de tarefas, considerando as limitações para atingir as metas. Você pode considerar uma "atividade virtuosa" como uma meta a ser focalizada (Dalton & Spiller, 2012).

DESTAQUES DE PESQUISAS

- A Prudência é uma das forças de caráter menos endossadas em todo o mundo.
- Por um lado, a Prudência se relaciona positivamente à saúde física e produtividade, ao desempenho no trabalho e ao comportamento positivo em sala de aula. Por outro, tem sido substancialmente associada de maneira negativa a problemas comportamentais externalizantes, como a agressão.

TEMAS SITUACIONAIS

Os principais temas situacionais são "visão" e preocupação com o futuro, bem como tomada de decisão.

AFIRMAÇÕES COM AS QUAIS PESSOAS QUE TÊM PRUDÊNCIA SE IDENTIFICAM

1. Tomo atitudes preventivas em relação ao meu futuro pessoal, penso e me preocupo com isso, planejo e mantenho metas/aspirações de longo prazo.
2. Consigo resistir a impulsos autodestrutivos e persistir em atividades benéficas que carecem de recurso imediato.
3. Penso sobre as escolhas do dia a dia de forma reflexiva, deliberada e prática.
4. Considero os diversos objetivos e interesses que me motivam, agrupando-os em uma forma de vida estável, coerente e não conflitante.

SOBRE OS AUTORES

EDUARDA REZENDE FREITAS

Psicóloga, Mestre e Doutora em Psicologia pela Universidade Federal de Juiz de Fora. Possui formação em Terapia Cognitivo-Comportamental pelo Núcleo de Estudos Interdisciplinares em Saúde Mental (NEISME). Atualmente é professora dos Programas de Pós-graduação em Gerontologia e Psicologia da Universidade Católica de Brasília (UCB). Realiza pesquisas e ensino, incluindo orientações de mestrado e doutorado, com ênfase em Psicologia Positiva, Psicologia do Envelhecimento, Gerontologia e Terapia Cognitivo-Comportamental.

ALTEMIR JOSÉ GONÇALVES BARBOSA

Psicólogo, Mestre e Doutor em Psicologia. Atualmente é professor do Departamento de Psicologia e do Programa de Pós-graduação em Psicologia da Universidade Federal de Juiz de Fora. Realiza pesquisas, extensão e ensino, incluindo orientações de mestrado e doutorado, com ênfase em Psicologia Positiva, especialmente talentos, forças de caráter e envelhecimento positivo. Também investiga, ensina e realiza atividade extensionista em Psicologia Escolar e Educacional, adotando principalmente os seguintes temas: tecnologia educacional; formação em psicologia; educação inclusiva; desenvolvimento humano e novas tecnologias; informática e psicologia; e avaliação psicológica.

Construindo ideias
e conectando mentes

Este livro foi composto com tipografia Minion Pro
e impresso em novembro de 2025.

Impressão e Acabamento | Gráfica Viena
Todo papel desta obra possui certificação FSC® do fabricante.
Produzido conforme melhores práticas de gestão ambiental (ISO 14001)
www.graficaviena.com.br